Dr. med. Rolf Eichinger

Mein Schmerz ist heilbar

DR. MED. ROLF EICHINGER

MIT BEITRÄGEN VON PHYSIOTHERAPEUTIN
KERSTIN KLINK

MEIN SCHMERZ IST HEILBAR

DIE ENTDECKUNG DES FASZIALEN ORGANS

GOLDEGG

Umschlaggestaltung: Umschlaggestaltung: Kathrin Steigerwald, Hamburg unter Verwendung von Motiven von Adobe Stock/ lisa_L sowie Anna Rassadnikova
Lektorat: Mag. Christina Mondolfo

ISBN: 978-3-99060-400-7

Unter den Linden 21 • D-10117 Berlin
Telefon: +49 800 505 43 76-0

Goldegg Verlag GmbH, Österreich
Mommsengasse 4/2 • A-1040 Wien
Telefon: +43 1 505 43 76-0

E-Mail: office@goldegg-verlag.com
www.goldegg-verlag.com

Layout, Satz und Herstellung: Goldegg Verlag GmbH, Wien
Printed in the EU

Inhaltsverzeichnis

Kapitel 1

Kapitel 2

Kapitel 3

Kapitel 4

Kapitel 5

Kapitel 6

Kapitel 7

Kapitel 8

Kapitel 9

Kapitel 10

Kapitel 11

Kapitel 12

Kapitel 13

Kapitel 14

Kapitel 15

Anhang

Darf ich vorstellen: unser größtes unbekanntes Organ

Faszien sind seit einiger Zeit überall präsent. Es gibt Faszienrollen, Faszienyoga und alle möglichen Formen des Faszientrainings. Die Gesundheitsrubriken auflagenstarker Zeitungen und Zeitschriften greifen das Thema Faszien ebenso auf wie Magazinsendungen im Fernsehen und Portale im Internet. Eine breite Öffentlichkeit abseits medizinischer Fachkreise scheint erkannt zu haben, dass unser Bindegewebe – so der deutschsprachige Begriff für Faszien – etwas sehr Wichtiges ist. Die Faszien, so hört und liest man, seien an unseren Bewegungen beteiligt und eine gestörte fasziale Funktion könne vor allem beim Sport sehr hinderlich sein.

Diese neue Aufmerksamkeit für Faszien ist grundsätzlich sehr zu begrüßen. Allerdings gibt es dabei einen Haken: Die gegenwärtigen Auffassungen über Beschaffenheit und Aufgaben des Bindegewebes sind alle sehr mechanisch oder gar mechanistisch geprägt. Letzteres bedeutet, dass alle Aufgaben und Störungen des Bindegewebes ausschließlich mit mechanischen Modellen erklärt werden. Man glaubt, Faszien verkleben und schrumpfen zusammen und stören über solche rein mechanischen Effekte die Beweglichkeit unseres Körpers. Das greift aber deutlich zu kurz und wird einem komplexen und dynamischen Organismus nicht gerecht, sondern folgt einer Vorstellung vom Menschen, die mehr an die humanoiden Roboter aus Science-Fiction-Filmen erinnert. Als fühlende Wesen, die in permanenter Interaktion mit ihrer Umwelt stehen und dabei alle Funktionen ihres Körpers in diese integrieren müssen, bedarf es eines Organs, welches diese Aufgabe übernimmt. In diesem Buch geht es darum, was unsere sogenannten Faszien wirklich sind und welche Schlüsselfunktion sie in der Steuerung unseres Körpers übernehmen. Diese Erkenntnisse haben eine zentrale Bedeutung für die Diagnose und Therapie unzähliger Störungen. Sie machen Medizin im eigentlichen Wortsinn »ganzheitlich«.

Seit 1998 arbeite ich in der Allgemeinmedizin und habe seit 2002 eine eigene Praxis. Die Allgemeinmedizin ist für mich das schönste Fachgebiet der Medizin, weil sie den großen Überblick erfordert und gleichzeitig möglichst tiefe Kenntnisse in sehr vielen anderen Fachgebieten verlangt. Während sich Organfachgebiete wie Hals-Nasen-Ohren (HNO) oder Gynäkologie »nur« in den relativ überschaubaren Gefilden der jeweiligen Organe bewegen, denen sie ihre Aufmerksamkeit widmen, hat man als Arzt oder Ärztin in der Allgemeinmedizin die Möglichkeit, fachlich alles Mögliche miteinander zu verbinden und den menschlichen Organismus viel ganzheitlicher zu betrachten.

Zerstückelung des Menschen: Verlust der ganzheitlichen Betrachtung des Menschen

Sicherlich hat die Aufgliederung der Medizin in viele Fachgebiete, verbunden mit einer immer weiter fortschreitenden Technisierung, große Vorteile. Es ist gut, wenn der eine Chirurg nur Hände, der andere nur Bäuche und ein dritter nur Knochen operiert. Und es ist ebenfalls von Vorteil, Kardiologen zu haben, die Meister im Umgang mit ihren Herzkathetern sind. Oder Gastroenterologinnen, die mit ihren Endoskopen Darmtumore abtragen, die früher ausschließlich in aufwendigen Operationen entfernt werden konnten und den Patienten oft nur ein Weiterleben mit künstlichem Darmausgang ermöglichten. Heute sind Therapien möglich, die noch vor dreißig Jahren utopisch erschienen.

Leider hat diese Technisierung und Spezialisierung der Medizin aber auch dazu geführt, dass die meisten Organspezialisten weder Interesse noch Ambitionen haben, über die Probleme ihres Gebiets hinauszudenken. Das führt zu einem Verlust der ganzheitlichen Betrachtung des Menschen, in eine Zerteilung eines Ganzen in kleine Teile, die alle nur noch für sich stehen. Unglücklicherweise wird dieses Organdenken auch von vielen meiner allgemeinmedizinischen Kolleginnen und Kollegen bedient, deren Tätigkeit sich manchmal darauf zu beschränken scheint, Patienten zu verteilen und den jeweiligen Organfachärzten zuzuweisen. Wer über Magenschmerzen klagt, wird zum Gastroenterologen geschickt, wer ein Ziehen im Brustkorb hat, darf zur Kardiologin, und wen Rückenschmerzen plagen, der bekommt eine Überweisung zum Orthopäden. Diese Spezialisten klären dann die jeweiligen Krankheiten ihres Fachgebietes ab und finden erstaunlicherweise in sehr vielen Fällen – nichts. Am Ende seiner Überweisungs-Odyssee hat der leidgeprüfte Patient dann zwar die Sicherheit, nicht so richtig krank zu sein, was ihn vielleicht wieder besser schlafen lässt. Letztlich sind seine Beschwerden aber weder gelindert noch gar beseitigt worden. Außerdem hat die ganze Reise von Pontius zu Pilatus noch viel Geld verschlungen, was wiederum dazu führt, dass Allgemeinmediziner wie ich sich ständig für alle möglichen Therapieausgaben gegenüber den Kassen rechtfertigen müssen und in ihrer Therapiefreiheit immer stärker eingeschränkt werden. Es ist ein Riesendilemma!

Und genau hier kommen überraschenderweise die Faszien ins Spiel. Der Weg zur nötigen Ganzheitlichkeit tut sich dort auf, wo es die wenigsten Medizinerinnen vermutet hätten. Es fehlt in unserem akademischen Modell des menschlichen Organismus seit jeher ein verbindendes Organ, eines, das alle übrigen Organe des Körpers zusammenhält und uns als Menschen zu einem Ganzen macht. Dieses »Etwas«, so lautet die bahnbrechende neue Erkenntnis, ist unser Bindegewebs- oder Fasziales Organ.

Wie die Erklärungslücken der Medizin sich schließen lassen

Die Faszien sind also kein schwabbeliger Füllstoff, sondern ein eigenes und entscheidend wichtiges Organ, dessen Aufgabe weit über mechanische Verbindungen innerhalb unseres Körpers hinausgeht. Ich werde deshalb ab sofort in diesem Buch auch meistens nicht mehr von den Faszien sprechen, sondern vom *Faszialen Organ*. Dieses Organ wiegt 18 bis 25 Kilogramm und macht damit bei den meisten Menschen ca. 25 Prozent ihres Körpergewichts aus. Damit liegt es gewichtsmäßig zwischen dem Skelett mit zwölf Prozent und den Muskeln mit 40 Prozent. Das Fasziale Organ ist also sehr groß und geradezu riesig, wenn man es mit den jämmerlichen 1,2 Kilogramm unseres Hirns vergleicht. Dabei erfüllt das Fasziale Organ, ebenso wie das Gehirn, neuronale Funktionen – und das ist eine der revolutionärsten neuen Erkenntnisse über unser größtes unbekanntes Organ. Dazu später im Buch mehr.

Manchmal frage ich mich, wie während der gesamten Entwicklung der modernen Medizin, die vor 500 Jahren Fahrt aufnahm, ein derart großes und wichtiges Organ so gründlich übersehen werden konnte. Noch erstaunlicher wird diese Ignoranz, wenn man sich klarmacht, wie viele Störungen und Erkrankungen es nach wie vor gibt, die von der Medizin in ihrem Auftreten nicht verstanden werden. Die meisten Erklärungslücken ließen sich mit der Erkenntnis über die Existenz des Faszialen Organs ganz einfach schließen.

Warum macht ein Herzinfarkt seltsame Symptome wie ziehende Arm-, Kiefer- oder Oberbauchschmerzen, und das häufig, ohne größere wahrnehmbare Symptome am Herzen selbst auszulösen? Warum treten allergische Hautreaktionen oft nur an einer Stelle auf, selbst wenn diese Stelle gar nicht mit dem Allergen in Berührung kam? Warum macht ein Windzug Kopfschmerzen und warum löst ein kalter Sitz bei manchen Menschen plötzlich Harnwegsinfekte aus? Warum bekommen einige, die aus einem fremden Glas getrunken haben, augenblicklich einen Lippenherpes? Und warum gibt es Schwindel, Tinnitus und Hörstürze, Sehstörungen und überhaupt eine Fülle von Schmerzen, ohne dass eine auslösende körperliche Veränderung feststellbar wäre? Das sind nur wenige Beispiele für die vielen Erklärungslücken in der Medizin.

Unsere Medizin ist eben nach wie vor sehr materialistisch ausgerichtet. Ihr Motto lautet: Nur was man sehen kann, existiert. Es gibt aber auch Krankheiten, bei denen sich keine körperliche Veränderung beobachten lässt. Diese werden als »funktionell« bezeichnet. Dummerweise ist es dann von »funktionell« zu »psychogen« oder »psychosomatisch« nicht mehr weit. Viele Patientinnen und Patienten kennen es inzwischen, von Ärzten auf die Psycho-Schiene abgeschoben zu werden. Der Grund dafür ist oft weniger die Psyche der Patienten als der Umstand, dass die Ärzte bei der Diagnose nicht weiterwissen. An dieser Stelle möchte ich nochmals betonen, dass ich die eine oder andere Spitze in diesem Buch, auch gegen meine eigene Zunft, keinesfalls böse meine. Es soll vielmehr ein Aufruf sein, zu denken und die große Anzahl an Unstimmigkeiten in vielem, was wir Mediziner im Studium als Erklärung für zahlreiche Störungen lernen, nicht einfach zu übernehmen, sondern kritisch zu hinterfragen. Die gute Nachricht ist, dass Wissen um das Fasziale Organ viele Pseudoerklärungen auflösen und so zu medizinischer Klarheit führen kann.

Von der faszialen Funktionsstörung zur funktionellen Organstörung

In meiner Praxis finden 70 bis 80 Prozent aller Patientenbesuche aufgrund funktioneller Probleme statt. Hinter diesen Problemen steckt meistens eine fasziale Störung, die durch eine Fehlfunktion des Faszialen Organs ausgelöst ist. Ich schätze, das ist in fast allen allgemeinmedizinischen Praxen so. Mit funktionellen Erkrankungen gehen Menschen zum Arzt, weil sie diese im Gegensatz zu harten körperlichen Erkrankungen viel früher oder überhaupt spüren. Eine »funktionelle Störung« bedeutet eine Fehlfunktion in einem Bereich ohne eine strukturelle Veränderung des gestörten Organs. Ein Beispiel wären Kopfschmerzen, bei denen, könnte man den ganzen Patienten unter dem Mikroskop untersuchen, keine strukturelle Veränderung feststellbar wäre.
Diese Funktionsstörungen führen oft langfristig zu »richtigen« Erkrankungen, die man dann auch »sehen« kann. Ich beobachte das häufig bei Kindern: Sie haben fast immer zunächst funktionelle Störungen. Ist beispielsweise die fasziale Funktion im Oberbauchbereich gestört, hat ein Kind Magenschmerzen oder sogar Sodbrennen, denn die fasziale Funktionsstörung löst eine funktionelle Organstörung aus. Wenn diese Funktionsstörung anhält, weil nichts unternommen wird, hat der Patient Jahre später ein Magengeschwür oder Schlimmeres.

Regelmäßig habe ich auch Kinder mit Harnverhalten. Sie können einfach nicht pinkeln. Hält diese Störung an, entwickeln die jungen Patienten häufig Blasenentzündungen. Ich habe einen neunjährigen Patienten, nennen wir ihn hier Tommy, der ein sehr ehrgeiziger Kontrabassspieler ist und ständig Wettbewerbe gewinnt. Er kam vor einiger Zeit wöchentlich wegen Harnverhalten. Als Folge davon entwickelte Tommy bereits zwei Mal Harnwegsinfekte, was bei Knaben absolut ungewöhnlich ist. Wenn ich ihn faszial deblockiert hatte – was genau das heißt, erkläre ich später im Buch –, ging er direkt aufs Klo und sofort »lief« alles wieder. Die Blase zeigte sich später im Ultraschall komplett leer.

Eine genauere Untersuchung ergab, dass Tommys Störung ihren Ursprung im Kieferbereich nahm. (Zu den Untersuchungsmethoden des Faszialen Organs komme ich später noch ausführlich.) Der Junge »verbeißt« sich nämlich, wenn er neue Stücke probt, buchstäblich in sein Kontrabassspiel. Das führt zu Serienblockaden auch in den neuronalen Kreuzbeinsegmenten, von denen die Blase gesteuert wird. Die Folge ist, dass er nicht mehr pinkeln kann. Da man an der Lebenssituation nicht wirklich etwas ändern kann, denn Tommy soll ja seine große musikalische Begabung weiterentwickeln, empfahl ich den Eltern, ihn immer nach dem Üben auf eine Vibrationsplatte zu stellen. Die Familie hat einen weiten Anfahrtsweg und kann deshalb nicht regelmäßig zur Chirotherapie in die Praxis kommen. Solche Vibrationsplatten schütteln den Patienten förmlich durch und lösen so über neuronale Mechanismen seine Blockaden. Tommy macht das nun konsequent seit etwa acht Monaten und ist seither gesund.

Das Wissen über das Fasziale Organ macht Medizin endlich ganzheitlich

Wenn Ärzte – und häufig auch Physiotherapeutinnen – nichts über das Fasziale Organ wissen, können sie sehr viele Erkrankungen schlichtweg nicht behandeln. Sie bilden sich vielleicht Theorien, die ihnen logisch erscheinen, aber die wirklichen Zusammenhänge verkennen sie. Fehldiagnosen und Behandlungsfehler sind damit vorprogrammiert. Leider wird das Bindegewebe eben noch nicht als eigenes Organ wahrgenommen und hat deshalb keinen Platz in den Lehrplänen der Universitäten. Für Tommy hätte diese Unwissenheit der Ärztinnen und Therapeuten eine Odyssee durch Kinderurologien bedeuten können. Diese hätte viel Geld gekostet, ohne die Beschwerden des jungen Patienten am Ende zu lindern. Um es noch einmal klar zu sagen: Ich beschreibe mit Tommys Geschichte keinen Einzelfall, sondern gebe ein Bespiel für etwas, was in Arztpraxen alltäglich ist.

Daher halte ich es für so wichtig, Ärzte, Physiotherapeuten und vor allem auch Patientinnen und Patienten über die Funktion und die Störungen des Faszialen Organs aufzuklären. Genau deshalb habe ich dieses Buch geschrieben. Es richtet sich in erster Linie an Nichtmediziner, ist also allgemeinverständlich geschrieben und setzt keine fachlichen Vorkenntnisse voraus. Für das Fachpublikum habe ich gemeinsam mit Kerstin Klink, die auch bei diesem Buch mitwirkt, bereits im Springer-Verlag das Buch »Fasziale Schmerzen und Funktionsstörungen: Diagnostik und Therapie« veröffentlicht. Gleichzeitig freue ich mich, wenn auch Kolleginnen und Kollegen das vorliegende Buch lesen, denn es lädt auf vielfache Weise dazu ein, über den Tellerrand mechanistischer Auffassungen zu blicken und eine veränderte Sicht auf den Menschen zu gewinnen.

Das Wissen über das Fasziale Organ macht Medizin endlich ganzheitlich. Um nicht weniger als das geht es. Tauchen wir also ein in die spannende Welt unseres zweitgrößten Organs.

Ich wünsche Ihnen eine erkenntnisreiche Lektüre!

Ihr Rolf Eichinger

Kerstin Klinks Physio-Blick

Liebe Leserin, lieber Leser, in diesem Buch gibt es eine Besonderheit, wie sie sich bisher noch kaum in Veröffentlichungen von Medizinern findet: Es berücksichtigt die Sichtweise der Physiotherapie. Dies ist ein weiterer Baustein einer neuen und wirklich ganzheitlichen Sicht auf den Menschen.

In insgesamt sieben Kapiteln dieses Buchs werde ich mich unter der Überschrift »Kerstin Klinks Physio-Blick« mit meiner Perspektive einbringen. Es erwarten Sie dabei nicht zuletzt viele praktische Tipps, die Sie ganz leicht in Ihrem Alltag umsetzen können.

Ich bin seit vielen Jahren Physiotherapeutin und habe genau wie Rolf eine eigene Praxis. Gemeinsam mit ihm habe ich im Springer-Verlag das Fachbuch »Faszientherapie mit dem KLINEA-Konzept« veröffentlicht. Was genau sich hinter dem von mir entwickelten KLINEA-Konzept verbringt, werden Rolf und ich später in diesem Buch noch erklären.

Jetzt wünsche ich Ihnen erst einmal spannende und augenöffnende Erkenntnisse über das, was das Fasziale Organ eigentlich ist.

Ihre Kerstin Klink

KAPITEL 1

Medizin auf dem Holzweg: das mechanistische Körperbild und seine Grenzen

Medizin und Therapien gibt es wohl seit Anbeginn der Menschheit. Jedes Naturvolk hat seine Heilerinnen und Schamanen. Neben Heilkräutern und anderen aus der Natur gewonnenen Substanzen kennen indigene Völker auch viele Formen der manuellen Therapie. Wie die Bezeichnung »manuell« schon sagt – abgeleitet vom lateinischen Wort »manus« für »Hand« –, meint dies Therapien, die mit den bloßen Händen ausgeübt werden, also alles, was mit Massagen und Manipulationen am Körper zu tun hat. Zwar leitet sich das Adjektiv »chirurgisch« ebenfalls von der »Hand« her, und zwar diesmal vom altgriechischen Wort »cheir«. Im Gegensatz zum manuellen Therapeuten ist beim Chirurgen aber zwischen dessen Hand und dem zu behandelndem Menschen immer ein Messer. Chirurgie ist zwar auch Handarbeit, doch stets mit der Anbringung eines Schnittes verbunden, um in den Körper einzudringen.

Wir können davon ausgehen, dass jede Medizin immer auch manuelle Therapien entwickelt hat. Die einzige Ausnahme bildet unsere moderne Medizin. Was sie an manuellen Behandlungsformen anerkennt, hat sie aus früheren Zeiten übernommen. Und das mehr aus Tradition denn aus Überzeugung. Warum aber halten sich viele manuelle Therapieformen so hartnäckig selbst in einer Medizin, die damit eigentlich wenig anfangen kann? Und weshalb konnten Völker überall auf der Welt sie schon so früh entwickeln? Doch nur, weil sie aus Erfahrung hilfreich sind und niemand bestreiten kann, dass sie wirken. So gesehen ist es umso erstaunlicher, dass solche wirksamen Techniken bis heute weitgehend unverstanden bleiben. Sie werden von der modernen Medizin weder in ihrem Potenzial erkannt noch gar systematisch weiterentwickelt. Wie kann das sein? Meiner Meinung nach hat dies historische Gründe.

Auch alte Modelle und Medizinformen hatten ihre Erfolge

Unser Wissen über die Medizin der Naturvölker ist bis heute sehr begrenzt. Erst über die Medizin der Antike wissen wir mehr, weil es dazu Aufzeichnungen gibt. Als Alexander der Große um 330 v. Chr. die ayurvedische Medizin aus Indien nach Griechenland importierte, entstand daraus die »Vier-Säfte-Lehre«. In diesem Medizinmodell wurde Gesundheit ebenso wie Krankheit mit der Ausgeglichenheit oder eben dem Ungleichgewicht von »Körpersäften« erklärt, die den vier Elementen Erde, Wasser, Feuer und Luft entsprechen sollten. Frühe Medizinformen wie die Vier-Säfte-Lehre dachten also funktionell. Das ist kein Wunder, denn Organe und ihre Aufgaben waren gänzlich unbekannt. Bei Aristoteles ist das Herz der Ort der wahrnehmenden Seele und wird vom Hirn gekühlt. Aristoteles begreift das Herz also nicht als eine Pumpe, die Blut zirkulieren lässt. Sein Modell ist trotzdem nicht ganz falsch, denn wir können ja tatsächlich in der Herzgegend gefühlte Emotionen, wie beispielweise Angst, manchmal durch rationale Gedanken in unserem Hirn »kühlen«.

In der Traditionellen Chinesischen Medizin (TCM), die wie andere fernöstliche Medizinformen etwa 5.000 Jahre alt ist, dient der Darm der Verdauung von Speisen und gleichzeitig auch ganz entschieden der Verdauung von psychischen Belastungen.

Da man vor der systematischen Erforschung des Körpers mit Mikroskopen und den Mitteln der modernen Physik und Chemie noch weit entfernt war, blieb eben nichts anderes übrig, als Gesundheit und Krankheit funktionell zu beschreiben. Wenn ein Körper beispielweise fiebert, wurde dies in unterschiedlichen Lehren mit einem Überschuss einer »Energie« oder eines »Safts« erklärt, nicht aber mit Steuermolekülen, welche die Solltemperatur eines Steuerkreises erhöhen, um ungünstige Wachstumsbedingungen für Bakterien zu schaffen.

Obwohl frühe Medizinmodelle noch so weit von unserem heutigen Verständnis entfernt waren, konnte man doch damit arbeiten. In der chinesischen Medizin wurde das Fieber mit einem Stau oder einem mangelnden Abfluss von heißer Lebensenergie in einem Funktionskreis erklärt. Dem ließ sich mit der Zuführung kühlender Medizin begegnen. Deshalb haben noch heute in der Vorstellung vieler Asiaten sämtliche Lebensmittel eine klimatische Eigenschaft. Manche kühlen, manche erhitzen, andere führen Trockenheit oder Feuchte zu oder ab – und alle sind Medizin.

Auch durch Massagen oder Akupunktur konnte man die vorgestellten energetischen Dysbalancen um- und ableiten. Obwohl wir mit dem Erkenntnisstand unserer Zeit eine auf Säften oder Energien basierende Auffassung des Körpers nicht mehr teilen können, hatten diese Medizinformen ihre Erfolge und waren für viele Menschen hilfreich. Das lag daran, dass ihre Modelle in manchen Bereichen krankhafter Störungen funktionierten.

Medizin im Zeitalter der wissenschaftlichen Revolutionen

Wissenschaftshistorisch gesehen passiert immer das Gleiche: Die Auffassung eines Phänomens hält sich so lange als Theorie, bis sie die Dinge nicht mehr befriedigend erklären kann und unnütz wird. Glücklicherweise hält sich totaler Humbug meist deutlich kürzer, weil wir Menschen pragmatisch sind. Man kann mit dem Weltbild einer Erdscheibe noch recht gut über das Mittelmeer schippern. Will man aber mit dem Segelschiff die ganze Welt befahren, muss man die Vorstellung der Scheibe verlassen und auf die Kugel umsteigen. Eine Sonnenfinsternis kann man gerne auch als Verdüsterung durch einen argwöhnischen Gott sehen, allerdings wird das Phänomen für die meisten sinnfälliger, sobald es als Abdeckung der Sonne durch den Mond erklärt wird.

Blöderweise fühlt sich oft derjenige mit dem schlüssigeren Konzept allen anderen weit überlegen und meint, mit dem Verlassen einer älteren Theorie alles an Erkenntnissen dieser früheren Sichtweise vergessen zu können. Dies macht er so lange, bis er entdeckt, dass es auch in seinem Weltbild – trotz aller neuen Erkenntnisse – wieder Phänomene gibt, die er nicht erklären kann.

Thomas S. Kuhn, ein amerikanischer Physiker und Wissenschaftshistoriker, der 1996 gestorben ist, beschreibt die Entwicklung wissenschaftlicher Theorien in seinem wunderbaren Buch »Die Struktur wissenschaftlicher Revolutionen« sehr treffend. Er zeigt, wie sich Wissenschaft nicht etwa kontinuierlich, sondern in plötzlichen Umwälzungen entwickelt. Mit der Mechanik von Isaac Newton kann man trefflich den Flug einer Kanonenkugel berechnen. Aber sie hilft wenig dabei, Elektrizität oder Röntgenstrahlen zu erklären. Dazu bedarf es erst einiger physikalischer Revolutionen, wie der durch Albert Einstein oder der Entdeckung der Quantenmechanik. Durch das Teilversagen älterer Theorien entstehen plötzlich neue Auffassungen. Dabei befruchten sich einzelne wissenschaftliche Gebiete stets gegenseitig. Die Medizin bildet hier keine Ausnahme.

Als in der Renaissance Johannes Keppler, Giordano Bruno und Galileo Galilei die elliptischen Bewegungen der Planeten entdeckten und damit plötzlich so viele bisher unbefriedigend gedeutete Himmelsphänomene schlüssig erklären konnten, begann man, Kreisläufe auch in anderen Wissenschaftsgebieten zu übernehmen. So postulierte Adam Smith im 18. Jahrhundert den Wirtschaftskreislauf, nachdem William Harvey im 17. Jahrhundert den Blutkreislauf mit der zentralen Funktion der Herzpumpe beschrieben hatte. Dieses neue Denken in Kreisläufen bedeutete nichts anderes als eine wissenschaftliche Revolution. Trotz der Entdeckung des Blutkreislaufs blieb jedoch der auf der Vier-Säfte-Lehre basierende Aderlass noch sehr lange die medizinische Therapie der Wahl für zahlreiche Krankheiten, meist zum Schaden der Patientinnen. Das lag nicht allein daran, dass sich alte Anschauungen weiter hartnäckig hielten, sondern die neuen Erkenntnisse der Medizin hatten auch noch keine besseren Therapien hervorgebracht. Es dauerte immerhin fast 400 Jahre von William Harvey bis Werner Forßmann, der sich als Kardiologe in den 1920er-Jahren selbst einen Gummischlauch über die Leistenvene in sein Herz schob und damit den ersten Herzkatheter legte.

Das Aufkommen des mechanistischen Menschenbilds der Medizin

Im 19. Jahrhundert beschleunigte die Dampfmaschine die Industrielle Revolution. Mechanik, Technik und Maschinenbau brachten immer schneller neue Entwicklungen hervor. Zu dieser Zeit wurden auch in der Medizin mechanische Auffassungen und Therapieansätze zunehmend wichtiger. Wenn man sich heute orthopädische Lehrbücher aus dem 19. Jahrhundert ansieht, erschrickt man über all die mechanischen Schienen und Korsette, mit denen die Körper armer Patienten traktiert wurden, um sie in eine »richtige« Stellung zu zwingen. »Orthopädie« bedeutet im Altgriechischen wörtlich »richtige Kinderziehung« – und dies wurde damals in einem rein mechanistischen Sinne interpretiert. Von den großen Erfolgen der Mechanik im 19. Jahrhundert, mit deren Hilfe man plötzlich Wunderwerke wie die Brooklyn Bridge und den Eiffelturm, die Dampflock und den Verbrennungsmotor erschuf, waren auch die Mediziner begeistert. Inspiriert von den Errungenschaften der Mechanik begriffen sie fortan auch den menschlichen Körper als eine Maschine, die man durch Apparate nur in die richtige Form bringen musste, um Schaden von ihr abzuwenden. Leider steckt die nichtoperative Orthopädie bis heute in der Sackgasse dieses mechanischen Denkens fest. Sie verkennt die Komplexität eines dynamischen Organismus noch immer in weiten Teilen.

Wie hartnäckig das mechanistische Weltbild die Medizin bis heute beherrscht, erkennt man bereits an der Häufigkeit, mit der einem die Proportionsstudie Leonardo da Vincis in den Logos von Arzt- und Physiotherapiepraxen begegnet. Jeder kennt diese Zeichnung. Sie zeigt einen Mann in zwei Haltungspositionen: Einmal mit gespreizten Beinen und nach oben gereckten Armen und einmal mit geschlossenen Beinen und horizontal gehaltenen Armen. Der abgebildete Mann steht sowohl in einem Kreis als auch in einem Viereck. Leonardo wollte 1492 mit dieser Skizze die in der Antike formulierte These eines Architekten namens Vitruv belegen, des Menschen Proportionen würden sich in einen Kreis und ein Quadrat einfügen. Das Ganze hatte also absolut nichts mit Medizin zu tun und funktioniert sowieso nicht, wie jeder erkennen kann, der sich die Zeichnung einmal genauer ansieht. Trotzdem wählen vom Urologen bis zum Dermatologen unzählige Ärzte diese Zeichnung als Logo. Vielleicht, um auszudrücken, dass sie das medizinisch-mechanistische Normmaß im Kopf haben und wissenschaftliche Medizin beherrschen? Befremdlich wird es, wenn in solchen Logos auch noch das Yin-Yang-Zeichen erscheint. So ist alles mit allem vermischt, vielleicht aufgrund des Mangels an einer verbindenden Erklärung funktioneller und struktureller Phänomene.

Ob mit oder ohne Leonardo-Logo: Die Medizin ist heute wie festgefahren in mechanistischen Auffassungen und versagt deshalb oft, wenn es darum geht, den eigenen Horizont zu erweitern.

Als Rudolf Virchow die Zelle als kleinste Einheit eines Lebewesens entdeckte, war das eine weitere Revolution. Sie führte zur Entdeckung von Mikroorganismen und kam damit der großen Geißel der Menschheit auf die Spur. Pest, TBC, Malaria und Cholera hatten unzähligen Menschen das Leben gekostet, ohne dass eine Therapie möglich gewesen wäre. Die Früchte der medizinischen Erkenntnisse über Mikroorganismen waren gigantisch und richteten den Fokus auf die Behandlung lebensgefährlicher Erkrankungen. Unsere heute hohe Lebenserwartung ist zum Großteil diesen Erkenntnissen zu verdanken. Es ist wunderbar, gegen eine Lungenentzündung Antibiotika einsetzen zu können. Meine Großeltern, die alle in den Zehnerjahren des 20. Jahrhunderts geboren wurden, haben noch ausnahmslos ein Geschwisterkind durch Infektionen verloren. Diese hohe Sterblichkeit gibt es heute glücklicherweise nicht mehr.

Auch stirbt man inzwischen viel seltener an früher unbehandelbaren Krankheiten, wie Herzinfarkten, Nierenversagen, Unfallfolgen wie interzerebralen Blutungen oder auch Krebs.

Warum eine »Endstreckenmedizin« den meisten Patienten nichts nützt

Als Arzt bin ich jeden Tag dankbar, die Möglichkeiten der modernen Medizin zu haben. Allerdings sind deren Instrumentarien im Alltag meiner Praxis meist nicht zielführend. Das liegt schlicht daran, dass die Patienten glücklicherweise gar nicht so oft an ernsten Erkrankungen leiden. Sie kommen eher selten mit Herzschwäche, Diabetes, Bluthochdruck, Nierenschwäche, Schlaganfällen, Hirnblutungen, Knochenbrüchen, Bandscheibenvorfällen oder Gallensteinen. Dies alles sind Erkrankungen, die mit den wunderbaren Medikamenten und Therapien der modernen Medizin einfach und gründlich behandelbar wären. Die meisten Patienten kommen mit Rücken-, Kopf- und Gelenkschmerzen, die nichts mit Rheuma, nichts mit Arthrose, nichts mit Entzündungen zu tun haben. Sie kommen mit Tinnitus, also Ohrgeräuschen, und Sehstörungen, mit Kloßgefühlen beim Schlucken und mit Sehnenscheidenentzündungen. Es plagen sie Fersen-, Schulter- und Nackenschmerzen. Sie haben Migräne oder unerklärliche Schmerzen im ganzen Körper, welche oft als »Fibromyalgie« bezeichnet werden, bei denen sich keine Organveränderungen finden lassen und für deren Behandlung die moderne Medizin keinerlei dauerhaft lindernde oder gar kurative, also gesund machende Therapien bietet.

Wie in der Intro bereits erklärt, haben die Patientinnen

eben oft funktionelle Störungen. Erst sobald diese nach langer Zeit zu einer körperlichen Veränderung führen, wenn die Erkrankung quasi ihre Endstrecke erreicht, hat die Schulmedizin ihren Auftritt. Denn sie kann erst Endstrecken, die man physisch sehen kann, behandeln. Kinder beispielsweise haben oft Ohrenschmerzen und Belüftungsstörungen des Mittelohres, die häufig fasziale Auslöser haben. Bleiben diese unbehandelt, kommt es zu Mittelohrinfektionen, die manchmal chronisch werden und zu Veränderungen, wie Narben am Trommelfell oder Schäden an den Gehörknöchelchen, führen. Jetzt sind wir auf der Endstrecke, die mit unserer modernen Medizin behandelt werden kann. Zum Beispiel, indem man ein Trommelfellröhrchen zum Ableiten der Mittelohrsekrete nach außen setzt und Infekte mit Antibiotika behandelt.

Interveniert man bei Kindern jedoch früh über die Behandlung der faszialen Störung, kommt es meist gar nicht zu diesen häufigen und chronifizierenden Mittelohrentzündungen. Man löst die Erkrankung also in ihrer funktionellen Phase und erspart dem Patienten und sich die Endstrecke. Aufgrund dieser Überlegungen bezeichne ich unsere universitäre Medizin manchmal auch als »Endstreckenmedizin«.

Unglücklicherweise findet die ärztliche Ausbildung nach dem Studium größtenteils im Krankenhaus statt. Wenn man als junger Arzt dort arbeitet, sieht man Kranke, denen in den Praxen außerhalb der Krankenhäuser nicht geholfen werden kann, weil sie zu krank, oft lebensbedrohlich krank sind. Sie haben die Endstrecken von Störungen erreicht. Das bedeutet, die Ausbildung findet an einem hochselektierten »Patientengut« – so nennt man das tatsächlich – statt. Diesen Menschen geht es wirklich schlecht. Glücklicherweise hat unsere moderne Medizin für diese Patientinnen einen ganzen Köcher effektiver Behandlungen, darunter Herzkatheter, Dialyse, Darmspiegelung und Harnleiterschienung, sowie eine Fülle an segensreichen Operationsmöglichkeiten.

Ein Eldorado an Behandlungsoptionen also, basierend

auf einer Fülle von Diagnostiktechniken, um Organveränderungen und deren Ursachen zu finden. Moderne Bildgebung mit Kernspin- oder Computertomographen sowie Ultraschall, Endoskopien und Katheteruntersuchungen, neben all den Möglichkeiten der Laboruntersuchungen, suggerieren den jungen Ärzten und Ärztinnen allerdings auch, die Ursache jeder Erkrankung finden und diese auch behandeln zu können. Mehr noch: Dieser Schatz an Ausstattung mit seinen unbestreitbaren Erfolgen verleiht einem Arzt häufig ein Gefühl der Genialität, was oft zu einer etwas arroganten Haltung unter jungen Kollegen und Kolleginnen führt. Ich will mich da selbst gar nicht ausnehmen. Auch ich blickte in meinen Klinikjahren oft etwas überheblich auf die niedergelassenen Kollegen herab, die vermeintlich zu unfähig waren, selbst einfache Erkrankungen zu kurieren.

Bildgebung findet alles – nur meistens nicht die gesuchte Ursache

Erst wenn man als niedergelassener Arzt selbst mit den alltäglichen Problemen seiner Patienten konfrontiert ist, lernt man Demut. Denn plötzlich hilft einem Bildgebung nicht mehr weiter. Oder sie liefert Befunde, die völlig unnütz sind. Da sieht man im NMR zum Beispiel bei völlig beschwerdefreien Patientinnen Kniearthrosen und Meniskusläsionen, Bandscheibenvorfälle und Wirbelsäulenveränderungen. Und plötzlich ist der medizinische Köcher zwar immer noch voll, aber man weiß nicht mehr, wohin mit all den Pfeilen.

2008 untersuchte Torsten Pippig für seine Dissertation 488 beschwerdefreie Männer im Alter von 17 bis 24 Jahren mit Kernspintomographie. Hier ein kurzer Auszug aus seiner Doktorarbeit[1]:

»[…] bei 81,2 % (396) wurden auffällige bzw. abnorme Veränderungen der Wirbelsäule und des Rückenmarks gesehen: 15 Spondylolysen/Spondylolisthesen (3,1 %), 51 lumbosakrale Übergangswirbel (10,4 %), 5 Blockwirbel (1,0 %), 1 Schmetterlingswirbel, 25 Wirbelsäulen (5,1 %) mit insgesamt 38 Wirbelkörperhämangiomen[2]; 158 Wirbelsäulen (32,4 %)[3] zeigten Scheuermann-Veränderungen und 23 Wirbelsäulen (4,7 %) zeigten Rückenmarkveränderungen (21 Hydromyelien, 2 sakrale Tarlov-Zysten und 1 sakrale Ectasie).Außerdem wurden bei 239 der Bewerber (49,0 %) asymptomatische Bandscheibenveränderungen gesehen. Bei 26 asymptomatischen Bewerbern wurden insgesamt 29 Bandscheibenvorfälle beschrieben[4].«

Eine Flut von Befunden also – und das waren alles junge Menschen unter 24 ohne jegliche Beschwerden! Dies bedeutet für die Praxis, dass man bei einem Patienten mit, sagen wir, Rückenschmerzen in der Bildgebung fast immer irgendetwas finden wird. Das ist dann aber mit hoher Wahrscheinlichkeit nicht die gesuchte Ursache.

Noch deutlicher wird, in welche gefährliche Falle die völlig überzogenen Röntgen-, CT- und Kernspinuntersuchungen Ärztinnen und Ärzte tappen lassen, sieht man sich die Studie von Richard Herzog[5] und anderen aus dem Jahr 2017 an. Sie ist zwar statistisch ungenügend, aber doch im Ergebnis ebenso kurios wie aufrüttelnd. Herzog ließ bei einer 63-Jährigen mit Rückenbeschwerden zehn Kernspintomographien in drei verschiedenen Radiologiepraxen anfertigen. In jeder dieser zehn Untersuchungen fanden sich andere Gründe als Ursache der Beschwerden dieser Patientin! Da frage ich mich: Kennen Orthopäden eigentlich die Ergebnisse solcher Studien?

Oft haben Probleme von Patienten fasziale Ursachen und keine anderen

Da ich in meiner Praxis einen Schwerpunkt für fasziale Störungen habe, sehe ich viele Patienten, die eine Odyssee an Orthopädenbesuchen hinter sich haben. Diese Patienten berichten häufig, sie hätten den Kollegen kurz ihre Beschwerden schildern dürfen und dann, ohne untersucht worden zu sein, eine Überweisung zum Kernspintomogramm bekommen. Wenn sie nach durchschnittlich sechs Wochen wieder vorstellig geworden seien, hätte man ihnen präsentiert, was die Bildgebung an Auffälligkeiten und damit gleichzeitig als Ursache ihre Beschwerden erbracht hätte. Ein solches Festmachen der Ursache an einem Bild mündet dann in der entsprechenden Therapie. Diese kann von der Gabe antientzündlicher Medikamente, wie Ibuprofen oder Diclofenac, über die Anwendung von Bandagen bis zum Vorschlag reichen, eine Operation durchführen zu lassen. Letzteres erscheint glücklicherweise vielen Patienten als zu drastisch, zumal ihnen die vorangegangenen Therapien schon nicht geholfen haben. Diese Patienten flüchten dann häufig zu anderen Therapeuten, wie Heilpraktikerinnen, Osteopathen oder Physiotherapeutinnen, und erfahren dort tatsächlich häufig Hilfe. Gesunder Menschenverstand kann also vor Therapieversagen retten.

Ich habe in meiner Praxis für mein medizinisches Fachbuch »Fasziale Schmerzen und Funktionsstörungen« untersucht, wie häufig die Ursache von alltäglichen Krankheitsbildern faszial ist, also aus einer Störung des Bindegewebsorgans herrührt, und wie häufig es »harte« körperliche, also somatische Ursachen für die Störungen sind. Die folgende Tabelle zeigt das Ergebnis:

Störung	Fasziale Ursache/%	Somatische Ursache/%
Spannungskopfschmerzen	98,2	1,8
Migräne/Fibromyalgie	97,3	2,7
Akute Sehstörungen, vor allem Mouches voilantes	98,7	1,3
Vertigo	89,5	10,5
Tinnitus	87,6	12,4
Otalgien	92,4	7,6
Hörstürze	89,2	10,8
Dysphagien, Kloßgefühl	92,3	7,7
Insertionstendopathien (Tennisellbogen)	89,7	10,3
Arthralgien teilweise mit Reizergüssen	75,3	24,7
Muskelschmerzen	86,8	13,2
Thorakale Sensationen/ Schmerzen	79,6	20,4
Oberbauchdruckgefühle oft mit Nausea	72,4	27,6
Leistenschmerzen	94,4	5,6
Rückenschmerzen	95,2	4,8
Schmerzhafte Bewegungseinschränkungen	87,5	12,5
Tendovaginitiden	96,7	3,3
Blasenentleerungsstörungen bei Kindern	98,7	1,3
Blasenentleerungsstörungen bei Erwachsenen	38,5	61,5

Quelle: Eigene Darstellung nach Dr. Rolf Eichinger

Fasziale versus somatische Ursachen alltäglicher Krankheitsbilder in einer allgemeinmedizinischen Praxis

Die Zahlen sind beeindruckend, wie ich finde, auch wenn das »nur« meine Daten sind, was wissenschaftlich natürlich immer fragwürdig ist. Aber selbst wenn größere Untersuchungen von meinen Untersuchungen etwas abweichen sollten, wird sich die Gesamtaussage nicht wesentlich ändern.

Diese lautet: Viele der alltäglichen Probleme von Patienten und Patientinnen haben fasziale Ursachen und sonst keine. Und nur durch Kenntnisse über das Fasziale Organ, seine Funktion und seine Mechanismen lassen sich diese Erkrankungen kurieren. Daraus folgt außerdem, dass man enorme Kosten im Gesundheitswesen einsparen könnte, verzichtete man auf die Flut von unsinnigen Bildgebungen und investierte das Geld lieber in schlüssige Therapien, wie beispielsweise Physiotherapie.

Bitte verstehen Sie mich nicht falsch: Nicht ausschließlich jede Erkrankung hat fasziale Ursachen. Eine familiäre Hypercholesterinämie führt unbehandelt zur Arteriosklerose mit all ihren Folgen. Und Fettleibigkeit macht Diabetes Typ 2. Beides ohne Beteiligung des Faszialen Organs. Aber sehr viele Erkrankungen haben ihren Ursprung in einer faszialen Störung. Und das sind oft gerade die Unverstandenen.

Wie bereits häufig in der jüngeren Geschichte der Menschheit ist es also wieder Zeit für eine wissenschaftliche Revolution. Die moderne Medizin befindet sich auf dem mechanistischen Holzweg. Sie glaubt nur an das, was sie auf Bildschirmen sehen kann, und wird durch ihre eigene Technikgläubigkeit an der Nase herumgeführt. Es ist höchste Zeit, dass Ärzte und Ärztinnen wieder mehr ihren eigenen Händen vertrauen – in Diagnose und Therapie. Denn manches von dem, was schon die Heiler der Naturvölker intuitiv wussten, lässt sich durch die Kenntnis des Faszialen Organs heute wissenschaftlich belegen.

KAPITEL 2

Die Faszien-Revolution: eine neue Sicht auf das Leben

In der Medizin gibt es bis heute eine Fülle von Symptomen und Störungen, die völlig unverstanden sind. Leider wird man nur wenigen Ärzten und Ärztinnen begegnen, die sich vor einem Patienten die Blöße gäben zuzugeben, dass sie sich dessen Beschwerden nicht erklären können. Deshalb gehört Bluffen in der Arztpraxis zum Geschäft.

So erfahren Patienten etwa, es hätte sich bei ihnen ein Nerv entzündet oder dieser sei von einem herausgesprungenen Wirbel eingeklemmt. Natürlich drückt auch gerne mal die Bandscheibe auf einen Nerv, schließlich kann der Patient oder die Patientin sich sofort plastisch vorstellen, dass so was wehtut. Schwindel lässt sich im Zweifelsfall mit dem Blutdruck erklären, das Gleiche gilt für Kopfschmerz.

Schon sind wir wieder beim mechanistischen Dampfmaschinendenken des 19. Jahrhunderts, von dem die moderne Medizin einfach nicht lassen will. Einer Dampfmaschine haut es die Ventile raus, wenn der Druck in ihr zu hoch wird. Und die Pleuelstange verbiegt sich, wenn an anderer Stelle in der Maschine etwas klemmt. Zum Glück braucht man nur einen Mechaniker zu rufen, und der behebt das. Steht ein Tisch nicht gerade, muss man ja auch nur an einem Bein etwas unterlegen. Aus solchen Anschauungen heraus kann ein Gelenk nur schmerzen, wenn es abgenutzt ist. Und ein Fersenschmerz kann nur von einem auf dem Röntgenbild sichtbaren Sporn an der Ferse kommen. Übrigens findet man besagten »Fersensporn« bei jedem Menschen, denn er ist eine ganz normale Knochenbildung an einem Sehnenansatz. Wächst nämlich an einem Knochen eine Sehne an und muss der Knochen infolgedessen Zugkräfte aufnehmen, bildet sich ein Knochenfortsatz mit einer eigenen Architektur, der das mechanisch auch leisten kann. Etwas physiologisch vollkommen Natürliches wird also zur Ursache eines Fersenschmerzes erklärt.

Solche Störungen muss man dann mit Bandagen und anderen Stützen, wie etwa Schienen oder Korsetts, behandeln, um die lädierte Mechanik zu stützen und vor allem das arme Skelett ruhigzustellen und zu entlasten. Bei Schwindel, Kopfschmerz oder gar einem Hörsturz muss man natürlich den Blutdruck senken, damit der Druck im »Dampfkessel« sinkt. Ganz wichtig ist es auch, die vielen Entzündungen im Körper radikal zu bekämpfen. Bei einem Kloßgefühl im Hals sollte umgehend die Schilddrüse wegoperiert werden. Ist man schon dabei, kann auch eine Schulter- oder Kniegelenksspiegelung nicht schaden. Und wenn es nicht regnet, muss man einen Regentanz machen. Ja, ich weiß, ich werde an dieser Stelle zynisch. Das liegt an den vielen Jahren, während der mir meine Patientinnen und Patienten nun schon von unsinnigen Behandlungen berichten, die ihnen vorgeschlagen wurden oder auf die sie sich eingelassen haben.

Zum Bluff in der Arztpraxis gehört es ebenfalls, mit Fachbegriffen zu beeindrucken. Der Rückenschmerz ist dann eine vielsagende »Ischialgie« oder eine »Lumbago«, eine »Neuralgie« oder gar »Neuritis«. Was genau heißt das aber? »Ischialgie« bedeutet Schmerz des Ischiasnervs, wobei man dazu wissen muss, dass ein Nerv an sich gar nicht schmerzen kann, weil er nämlich keine Rezeptoren für Schmerzempfinden hat. Um es abzukürzen: Die Nachsilbe »itis« wird in der medizinischen Terminologie an Bezeichnungen von Körperstellen angehängt, um auszudrücken, dass diese entzündet sind. So ist ein »Sinus« eine Nasennebenhöhle und dementsprechend eine »Sinusitis« die Entzündung derselben. Eine »Algie« bezeichnet immer einen Schmerz. Eine »Lumbalgie« ist also ein Schmerzzustand der Lendengegend. Ein beschreibender Begriff also, aber eher keine Diagnose.

Ich kenne einen Comic mit »Hägar dem Schrecklichen«, darin kommt Hägar zu diesem Arzt mit der großen Kapuze, weil er überall kleine rote Pünktchen hat und wissen will, was das ist. Der Arzt sagt ihm daraufhin, das sei ein »Exanthema milliformis disseminata«. Alle sind beindruckt. Als Helga, die bodenständige, pragmatische Frau Hägars, den Arzt fragt, was das bedeute, antwortet dieser: »Kleine rote Flecken überall.« Eine wunderbare kleine Geschichte, die großartig entlarvt, wie gut man als Arzt mit Fachjargon seine Unwissenheit verbergen kann.

Hoher Blutdruck ist auf Dauer schlecht, macht aber keine Symptome

Sehr viel von dem Gerede, mit dem Patienten und Patientinnen täglich in Arztpraxen konfrontiert werden, um ihnen ihre Störungen zu erklären, ist tatsächlich substanzlos. Bluthochdruck zum Bespiel ist tatsächlich schlecht, wenn man ihn länger hat, weil er zu Gefäßschäden führt, die dann in Organschäden wie Herzinfarkt oder Schlaganfall münden. Blutdruck macht aber sonst überhaupt keine Symptome. Niemals! Es ist außerdem lachhaft, wenn man einem leidenden, verängstigten Patienten den Blutdruck misst, weil dieser in einem derartigen Zustand immer hoch ist. Hoch sein muss, denn der Patient ist schließlich gestresst. Man sollte als Arzt hier nicht Korrelation mit Kausalität verwechseln. Schon gar nicht sollte man in blindem Aktionismus notfallmäßig Maßnahmen ergreifen und Nitrokapseln verabreichen, die den Blutdruck schlagartig senken. Aber natürlich ist so eine Blutdruck-Show immer beeindruckend, auch wenn sie, bis auf wenige Ausnahmen, keinen weiteren Zweck erfüllt.

Bluthochdruck lässt sich nur mit einem einzigen diagnostischen Mittel korrekt erfassen, und das ist die Langzeit-Blutdruckmessung. Ist da der Mittelwert sowohl tagsüber als auch nachts zu hoch, sollte der Patient behandelt werden. Ich mache in meiner Praxis fast täglich eine Messung und fast alle Patienten und Patientinnen zeigen darin Druckwerte von 180 bis 200 mmHg. Das liegt daran, dass sie bereits beim Betreten einer Arztpraxis aufgeregt sind. Ich habe es jedoch in fast 30 Jahren medizinischer Tätigkeit noch nie erlebt, dass sie davon auch etwas merken oder dadurch gar Beschwerden haben.

Mein liebstes Beispiel ist eine Langzeitblutdruckmessung bei einem meiner Patienten, heute ist er 85, am Tag eines Länderspiels Deutschland-Frankreich vor einigen Jahren. Es könnte eine Europameisterschaft gewesen sein. Jedenfalls mussten die Mannschaften ins Elfmeterschießen. Der Patient zeigte in der Langzeitmessung bisher immer normale Werte, als aber das Elfmeterschießen begann, schnellte sein systolischer Blutdruck auf 230 mmHg hoch, wo er auch für die ganze Zeit des Showdowns im Stadion blieb. Bemerkt hat der Patient davon allerdings gar nichts! Aber natürlich eignet sich der Blutdruck hervorragend zum Bluffen, wenn es dem Arzt darum geht, eine mögliche Ursache für Kopfschmerz und Co. zu benennen.

Zumindest ist der Patient mit Blutdruckmessen erst mal beschäftigt. Gleichzeitig wird er aber auch immer blutdruckfixierter. Und weil er so aufgeregt ist, weil ja seine nächste Messung wieder zu hohe Werte liefern könnte, sind diese Werte dann auch tatsächlich zu hoch. Mit einer Langzeitblutdruckmessung kann man die meisten wieder einfangen.

Ich fordere daher meine Patienten immer auf, sich ein anderes Hobby als die Blutdruckmessung zu suchen.

Der aufmerksame Leser oder die ebensolche Leserin weiß natürlich längst, warum Mediziner immer wieder eine grandiose Show abziehen, um nicht sagen zu müssen, sie wüssten keinen Grund für die Störung, von denen ihnen ihr Patient gerade berichtet: Sie haben ihre jahrelange akademische Ausbildung absolviert, ohne je etwas vom Faszialen Organ gehört zu haben. Deshalb sind ihnen Rückenschmerzen, Kopfschmerz, Fersenschmerz, Schwindel oder Hörsturz bei ihren Patienten und Patientinnen so häufig ein Rätsel. Nun wäre es aber nicht damit getan, wenn alle Mediziner wüssten: Aha, es gibt da also noch so ein Organ, das bisher immer übersehen wurde! Wenn man versucht, das Fasziale Organ in das Dampfmaschinendenken zu integrieren, kommt am Ende so etwas wie die Faszienrolle dabei heraus. Nötig ist stattdessen eine veränderte Sicht auf den Organismus und das Leben. Die gewinnt man, sobald klar wird, was das Fasziale Organ ist und wofür es zuständig ist.

25 Kilogramm des menschlichen Körpers müssen eine Aufgabe haben

Im zweiten Semester des Medizinstudiums macht man den sogenannten Präpkurs. In diesem seziert man über mehrere Monate einen Leichnam, um die menschliche Anatomie zu erlernen. Man präpariert sorgfältig alle gängigen Organe, wie Nieren, Leber, Bauchspeicheldrüse, Darm, Rückenmark, Muskeln und so weiter. Um das zu tun, schneidet man alles Störende um diese Organe weg. Und hierin liegt eine der Ursachen der Nicht-Wahrnehmung des Faszialen Organs. Denn das »Störende« ist eben das Bindegewebe! Heute frage ich mich selbst, wie ich während meines Studiums so dumm sein konnte, eine solche riesige und ubiquitäre, also überall anzutreffende Struktur unseres Körpers als Nebensache ohne eigene Aufgabe abzutun. Die Natur bringt nichts Sinnloses hervor, schon gar nicht, wenn es so groß ist.

Heute – viele Jahre später – begreife ich das Bindegewebe als ein »funktionelles Synzytium«. Ein »Synzytium« bezeichnet eigentlich einen Zellverband, in dem sich die Zellmembranen auflösen, wodurch eine Riesenzelle mit mehreren Kernen entsteht. Es gibt aber auch den Begriff des funktionellen Synzytiums, bei dem Zellgrenzen so minimiert werden, dass sie kaum mehr wahrnehmbar sind. Faszien bestehen aus Proteinfasern. Diese Fasern wiederum bestehen hauptsächlich aus Kollagen und bilden, je nach Anordnung, Sehnen, Bänder, Gelenkkapseln und die großen Häute unseres Körpers. Diese Häute beherbergen sämtliche Organe. So hat die Lunge das viszerale und parietale Lungenfell, die Niere hat ihre Nierenkapsel, der Darm »schwimmt« im Bauchfell, und die Muskeln sind in ihren Faszienlogen untergebracht. Auch das Hirn hat seine Hirnhäute. Alle diese Häute zusammen ergeben das Fasziale Organ.

Sie erkennen jetzt vielleicht schon, dass der Begriff »Synzytium« eigentlich nicht korrekt ist. »Netzwerk« wäre vielleicht treffender, würde aber wieder dazu führen, das Fasziale Organ in Einzelteilen zu denken, und das halte ich für ungünstig, weil es nur als ein Ganzes begreifbar ist. Es bildet eine Einheit aus Fasern und der Füllflüssigkeit zwischen diesen Fasern, der sogenannten extrazellulären Matrix. Diese besteht aus Wasser, Salzionen sowie Proteinen und kann wahrscheinlich ihre Viskosität blitzartig ändern. Außerdem besteht das gesamte Synzytium aus Fibroblasten, die Kollagene erzeugen und teilweise Muskelfasern besitzen. Letztere führen übrigens zum Zusammenziehen von Wundrändern. Die italienische Faszienforscherin Carla Stecco hat erst kürzlich die Fasziozyten entdeckt, die Hyaluronsäure produzieren, ein wichtiges Protein für Knorpel. Schließlich finden sich auch noch zahlreiche Immunzellen im Bindegewebe. Das wäre also der Aufbau des Faszialen Organs nach Bestandteilen.

Viel wichtiger als die reine Mechanik ist jedoch die Fülle an Nervenfasern und Rezeptoren im Bindegewebe. Auch zahlreiche Nervenfasern des vegetativen Nervensystems, welches für die Stoffwechselsteuerung und die Aufrechterhaltung der inneren Körperbedingungen zuständig ist, finden sich hier. Dazu muss man wissen, dass die sogenannte Homöostase für einen Organismus, in dem ständig alles fließt, von entscheidender Bedeutung ist. »Homöostase« meint einen Gleichgewichtszustand. Es zirkulieren in uns Nährstoffe, Blutgase, Botenstoffe, Zellabfallprodukte, Zucker, Fette, Hormone und so weiter und so weiter. Dieser gesamte Fluss muss ständig reguliert sein und braucht stabile Umgebungsbedingungen, wie Temperatur, pH-Wert und Blutdruck, sowie eine regulierte Gefäßdurchlässigkeit für all die genannten Stoffe und Moleküle. Auch bedarf es einer schlagkräftigen Immunabwehr. All diese Abläufe und Stoffflüsse müssen sich ständig in einem Zustand der Ausgeglichenheit befinden. Ohne Balance geht nichts und gerade sie wird durch das Fasziale Organ gesteuert und aufrechterhalten, wie wir noch sehen werden.

Wie ein mexikanischer Lurch sich ein neues Bein wachsen lässt

Das Fasziale Organ besteht also aus Fasern, Zellen, der extrazellulären Matrix sowie Rezeptoren, die durch Nervenfasern mit dem Zentralnervensystem verbunden sind. Alles ist dabei mit allem sowohl mechanisch als auch kommunikativ verknüpft. Um diese Einheit auszudrücken und um sie leichter begrifflich denkbar zu machen, spreche ich vom Faszialen Organ und stelle es mir wie ein Synzytium vor.

Dieses Synzytium entsteht beim menschlichen Embryo als Matrix, in dem anschließend alle anderen Organe »untergebracht« werden. Warum ist das so? Organe haben ihre allseits bekannten Aufgaben: Die Nieren filtrieren unser Blut, die Knochen bilden ein statisches Gerüst, das Knochenmark produziert die Blutzellen, der Darm verdaut mit dem Saft der Bauchspeicheldrüse unsere Nahrung, die Leber verarbeitet alles, was aus dem Darm kommt, und versorgt unseren Körper mit allem Erforderlichen. Beispielsweise mit Glucose zur Energieerzeugung oder Aminosäuren und anderen Molekülen, die man als Bausteine für Enzyme, Botenstoffe und Zellwände braucht. Unsere Muskeln ermöglichen uns Bewegung, die Gebärmutter und die Prostata Fortpflanzung. Mit den Augen sehen und mit den Ohren hören wir und mit dem Labyrinthorgan erfassen wir unser Gleichgewicht. All diese Organe müssen aber miteinander verbunden sein, sonst wüssten sie nicht, was sie gerade tun sollen. Diese Verbindung, gewissermaßen das Bett unseres Körpers, ist das Fasziale Organ. Wobei der deutschsprachige Begriff »Bindegewebe« eigentlich viel treffender ist. Denn die Verbindung von allem mit allem ist die entscheidende Aufgabe.

Wenn man dem mexikanischen Axolotl, einem Lurch, den es nur im Xochimilco-See und im benachbarten Chalco-See gibt und den Alexander von Humboldt erstmals nach

Europa brachte, eine Gliedmaße abtrennt, bildet das Tier diese wieder nach. Ist der Heilungsprozess abgeschlossen, sieht der Tierkörper aus wie unversehrt. Nicht einmal eine Narbe bleibt zurück. Wahrscheinlich besitzt der Lurch diese Fähigkeit, weil er ein Leben lang im Larvenzustand bleibt. Wie auch immer, interessant ist, wie das Tier dieses Kunststück vollbringt: Bei der Nachbildung der fehlenden Gliedmaße entsteht zunächst eine Bindegewebsmatrix, in die dann neue Knochen und Muskeln, Nerven und alles, was so ein Axolotl eben in einem Arm oder einem Bein braucht, hineinkommen. Das Bindegewebe wird buchstäblich mit anderen Organen befüllt, weil es diese anschließend an den Gesamtorganismus anschließt.

Daran erkennt man, was das Bindegewebs-Synzytium auch für unseren menschlichen Körper bedeutet: Es macht ihn erst zu einem wirklichen Ganzen und integriert all seine Funktionen, sein Verhalten – denn auch Bewegung ist Verhalten – und sein gesamtes Sein. Und weil dem so ist, kann ein Zahnherd für Fersenschmerzen verantwortlich sein, ein Gebärmuttermyom Kopfschmerzen verursachen, eine Lungenfibrose zu Knieschmerzen führen und ein geblähter Darm Rückenschmerzen verursachen. Außerdem kann eine Narbe von einer Schlüsselbeinoperation zu Abszessen an den Oberschenkeln und eine große Mandel zu Tinnitus und Schwindel führen. Wobei Letztere auch von einer innerlich verklebten Darmschlinge nach einer Bauch-OP herrühren können.

Weil das Fasziale Synzytium all unsere Teile neuronal zu einem Ganzen verbindet, kann aber umgekehrt auch eine Akupunkturnadel am Bein Kopfschmerz beseitigen. Eine Chirotherapie am Hals kann Lendenschmerz stillen und eine Physiotherapie an der Nierenfaszie einen Tinnitus beheben. Das sind die Konsequenzen der Entdeckung des Faszialen Organs für die Therapie.

Bahnbrechend Neues stößt immer auch auf Ignoranz und Ablehnung

Mit meiner Freundin, der Physiotherapeutin Kerstin Klink, die spätere Kapitel dieses Buchs noch aus der Sicht der Physiotherapie bereichern wird, habe ich 2019 eine Akademie gegründet. Wir bilden darin Ärzte und Physiotherapeutinnen über das Fasziale Organ weiter. Denn wie gesagt wissen heute noch die Wenigsten etwas über die Funktionen unseres wichtigsten Organs der Bewegung. Nach den Kursen haben die Teilnehmer plötzlich Möglichkeiten in ihren Therapien, die sie vorher nicht hatten. Denn sie verstehen jetzt Dinge, die für sie bisher im Dunkeln lagen.

Eine Schlüsselstellung dieser Weiterbildungsveranstaltungen nimmt die Unterrichtung der KLINEA-Methode ein, die Kerstin vor etwa 20 Jahren entwickelte. Die KLINEA-Methode war zunächst eine manuelle Therapieform, gewonnen aus den besten Techniken, die Kerstin damals zur Verfügung standen. Im Laufe der Jahre haben wir unsere Ansichten über fasziale Störungen immer wieder ausgetauscht und unser gemeinsames Verständnis weiterentwickelt. So ist durch meine eher theoretischen Überlegungen zusammen mit Kerstins praktischen Therapieansätzen ein neues Modell der faszialen Störung entstanden, welches ein schlüssiges Verständnis der Pathomechanismen ermöglicht, also der Kausalketten von Körpervorgängen, die in ihrer Gesamtheit zu einer Krankheit führen. Mittels verschiedener Tests liefert das Modell genaue Diagnosen und mündet in effektive Therapien.

In unseren Weiterbildungskursen, die mehrere Wochenenden umfassen, erleben wir immer nur Begeisterung. Klar, denn hier sitzen schließlich Leute, die neugierig sind und zu uns kommen, um Neues zu erlernen. Kerstin und ich halten aber auch dreistündige Vorträge im Rahmen des allgemeinen Fortbildungswesens für Ärzte. Zum Hintergrund: Fortbildung ist für Ärzte und Ärztinnen in Deutschland Pflicht. Erreichen sie in einem Zeitraum von jeweils fünf Jahren nicht eine bestimmte Anzahl von Fortbildungspunkten, wird ihnen ihr Honorar gekürzt. In diese Veranstaltungen kommt ein sehr gemischtes Publikum, welches oft erst einmal in das Thema Faszien hineinschnuppern möchte, ohne sich vorher je damit beschäftigt zu haben. Hier sind die Reaktionen nicht immer nur positiv, was mich anfänglich erstaunte.

Ich war davon ausgegangen, jeder Therapeut habe stets das Bestreben, seinen Horizont zu erweitern, neue Möglichkeiten zu entdecken und im Verständnis über sein Fachgebiet zu wachsen. Da es meiner Meinung nach bei vielen Erkrankungen nicht möglich ist, diese ohne Wissen über das Fasziale Organ effektiv und kurativ zu behandeln, ging ich davon aus, allgemein auf großes Interesse zu stoßen. Dem ist aber nicht so. Zwar schlägt uns auch auf diesen Veranstaltungen immer sehr viel Begeisterung entgegen und viele Kollegen melden sich anschließend zu Kursen an. Es gibt aber auch immer den ein oder anderen – bislang waren es ausschließlich Männer –, der unsere Erkenntnisse und die Ergebnisse jahrelanger praktischer Testung dieser Erkenntnisse komplett ablehnt und als Unfug abtut. Ich war davon zunächst wirklich entsetzt und fühlte mich sogar persönlich angegriffen.

Neulich aber las ich in der Zeitschrift »Spektrum der Wissenschaft« einen Artikel über die Fluoreszenzmikroskopie. Mit dieser Technik kann man einzelne Moleküle beobachten. Es gab zu Beginn der Entwicklung der Fluoreszenzmikroskopie zwei Verfahren, die unterschiedliche physikalisch-statistische Methoden zur Bildgewinnung nutzten. Stefan Hell, der am Max-Planck-Institut in Heidelberg forscht, gewann für seinen Beitrag zur Entwicklung der unterschiedlichen Verfahren der Fluoreszenzmikroskopie zusammen mit Erich Betzig und William Moerner 2014 den Nobelpreis für Chemie. Hell hatte bereits 2007 die Idee gehabt, die zwei existierenden Verfahren der Bildgewinnung zu kombinieren. Die Idee war genial, denn so konnte man die Auflösung der Fluoreszenzmikroskopie nochmals vergrößern und Moleküle in Aktion beobachten. Als er jedoch mit seinen neuen Gedanken an die Öffentlichkeit ging, bekam er absolut nicht die erwartete Resonanz. Er schreibt: »Ich konnte mir damals nicht vorstellen, dass sich eine solche grundlegende Erkenntnis [die Kombination der beiden Verfahren] nicht gleich durchsetzte. ... Das hat mich wirklich nachdenklich gemacht, wie Wissenschaft manchmal läuft.«[6]

Betrachtet man die wissenschaftliche Entwicklung über längere Zeiträume, erscheint es sogar normal, dass bahnbrechend Neues zunächst auch auf Ignoranz oder sogar Ablehnung stößt. Je weitreichender die Folgen einer neuen Erkenntnis sind, desto größer ist die Ablehnung dieser Erkenntnis oft erst einmal. Der Mensch ist ein Gewohnheitstier und bleibt gerne in der Komfortzone seines gefestigten Weltbilds.

Um den Skeptikern eine Brücke zu bauen, sei gesagt, dass man es nicht unbedingt als eine Revolution betrachten muss, was ich in diesem Buch über Faszien und deren Störungen schreibe. Mir geht es auch gar nicht um ein vollkommen neues Modell der Medizin, sondern um eine ganzheitliche Sicht innerhalb des bestehenden Paradigmas. Ob man darin eine Revolution oder nur eine kleine Erweiterung sehen will, überlasse ich am Ende gerne der kritischen Öffentlichkeit. Nur eines kann ich garantieren: Die Entdeckung des Faszialen Organs bringt sehr große Erfolge in Diagnose und Therapie und beendet für viele Patienten und Patientinnen eine manchmal jahrelange Odyssee von Arzt zu Arzt.

KAPITEL 3

Zufall und Glück: Mein Weg zur Erkenntnis

Als ich 15 Jahre alt war, erlaubten mir meine Eltern, mit dem Fahrrad von unserem Heimatort in Franken zu meinen Großeltern nach Leer in Ostfriesland zu fahren. Ich hatte damals ein neues Tourenrad mit Fünf-Gang-Nabenschaltung und war sehr stolz darauf. Die erste Etappe der Fahrt ging über Würzburg nach Bad Brückenau in der Rhön. Ich kann mich noch heute an die unzähligen Berge und den hartnäckigen Nieselregen in der Rhön erinnern. Es war fürchterlich. Überall lagen überfahrene Kröten auf den engen, nassen Straßen. Die zerquetschten Tiere taten mir unsäglich leid. Nach einigen Stunden Fahrt hatte ich überall Schmerzen. Der Nacken, der Rücken und meine Beine waren schwer wie Blei. Außerdem war ich wegen der Kröten und der Nässe immer schlechter gelaunt. In dieser Situation hatte ich zum ersten Mal wirklich Berührung mit dem Faszialen Organ und seiner Funktion, ohne das natürlich zu verstehen. Dass das, was ich da entdeckte, auch ganz eng mit der Psyche zusammenhängt, wurde mir ebenfalls erst viel später bewusst.

Ich merkte nämlich, dass ich beim Treten der Pedale immer in Anspannung war. Auch das Bein, das gerade nicht trat, blieb angespannt. Ich versuchte, das zu ändern, und ließ das entlastete Bein total locker, um es vom anderen über das Pedal nach oben drücken zu lassen. Und siehe da, meine Schmerzen verschwanden. Alles ging viel leichter, und ich kam sogar noch schneller voran. Und weil das so war, verschwand auch meine schlechte Laune. Vielleicht wurden aber auch nur die platten Kröten weniger, das weiß ich nicht mehr. Dieser Entspannungsphase haben Kerstin und ich 34 Jahre später nach einer langen Diskussion die Bezeichnung »Lotdurchgang« gegeben. Aber dazu komme ich später.

Es dauert oft Jahre, bis man Dinge wahrnimmt, erkennt und – wenn man Glück hat – auch mit bestehendem Wissen verknüpft. Ich hatte da ein wenig Glück, weil mich das Schicksal gleich nach meinem Fahrraderlebnis wieder auf das Fasziale Organ stieß.

Als in Franken ganze Familien mit Schmerzen zum »Metzger« gingen

Wie unter allen Menschen, gab es auch in meiner Familie immer wieder einen oder eine, der oder die Rückenschmerzen und Verspannungen hatte. Glücklicherweise entdeckte meine Oma über Mundpropaganda einen Chirotherapeuten im 100 Kilometer entfernten Würzburg, der im ganzen Frankenland einen legendären Ruf hatte. Meine Mutter begann also ab 1985 alle sechs Monate einen familiären Sammeltransport zu organisieren, mit dem sämtliche Familienmitglieder von Oma, Opa, Onkel, Tante bis einschließlich meiner Schwestern und mir nach Würzburg gebracht wurden und konzertiert von Herrn Hofmann »eingerenkt« wurden, wie man damals – und leider auch noch heute – sagte. Herr Hofmann war eigentlich Metzger, aber der Meinung, dass es große Überschneidungen zwischen seinem ursprünglichen Beruf und dem des Chiropraktikers gab. Wahrscheinlich hatte er Recht. Jedenfalls wurde er von niemandem »Herr Hofmann« genannt. In Franken fuhr man einfach fürs Einrenken zum »Metzger« nach Würzburg, und danach ging man – auch sehr fränkisch – nach Randersacker zum Essen mit einem schönen Silvaner.

Der Metzger hatte die Chirotherapie von einer russischen Ärztin gelernt, der er in seiner Kriegsgefangenschaft als Helfer zugeteilt gewesen war. Als er dann wieder zu Hause in seiner Metzgerei war, begann er, der geplagten Kundschaft unkompliziert zu helfen. Lamentierte nämlich der eine oder andere Kunde über Rücken-, Kopf- oder sonstige Schmerzen, wurde er kurzerhand auf einer Pritsche in der Werkstatt der Metzgerei deblockiert. Entschuldigung, aber ich muss jetzt »deblockiert« schreiben, denn »eingerenkt« geht nicht, weil es so fürchterlich falsch in der zugrunde liegenden Vorstellung ist. Jedenfalls kamen über die Jahre immer weniger Kunden in die Metzgerei, um Fleisch und Wurst zu kaufen, und dafür immer mehr, die wegen ihrer Beschwerden behandelt werden wollten. Herr Hofmann machte deshalb am Ende gar keine Wurst mehr, sondern verlegte sich gänzlich auf Chirotherapie. Das stieß natürlich einigen Ärzten sauer auf. Neid und Missgunst erzürnte die Medizin und der Metzger musste sich lange – aber letztlich erfolgreich – wehren und für seine Anerkennung als Chirotherapeut kämpfen. Wie ihm das gelang, habe ich nie erfahren. Die Zeiten waren anders und noch nicht so bürokratisch. Als wir in den 1980ern zu ihm fuhren, war er bereits ein anerkannter Chirotherapeut.

Wenn meine Familie nun bei ihm eintraf, ging alles immer ruckzuck. Meistens waren wir sechs bis acht Leute, die im Handumdrehen in ca. zwanzig Minuten alle eingerenkt – jetzt ist es mir rausgerutscht –, also deblockiert waren. Herr Hofmann bekam für jede Therapie zehn Deutsche Mark in bar und erklärte bei der Prozedur stets, welcher Wirbel angeblich wo rausgesprungen war, was alle beeindruckte.

Warum Ärzte ihre Patientinnen und Patienten anfassen sollten

Als ich 16 Jahre alt war, erfuhr ich über meinen damals besten Freund von einem Arzt, der mit seltsamen Verfahren die Ursachen jeder Erkrankung finden konnte. Aus Neugierde kontaktierte ich diesen Mediziner und ging ab da bei ihm in die Lehre. Nun ja, offiziell war ich nur ein Schülerpraktikant bei ihm, aber de facto vermittelte er mir jede Menge seines Wissens. Das war mein allererster Einstieg in die Medizin. Bei Arno, so hieß mein Lehrer, lernte ich vor allem, dass es Erkrankungen gibt, bei denen es den Betroffenen schlecht geht, für die sich aber keine konkrete körperliche Ursache findet. Wie bereits beschrieben, sind das die funktionellen Störungen. Man kann sich das wie bei einem Computer vorstellen, bei dem die Hardware komplett in Ordnung, aber die Software fehlerhaft ist. Das Ding macht dann seltsamen Quatsch. Genauso verhält es sich bei den funktionellen Erkrankungen. Würde man den Patienten in Scheiben schneiden und unter dem Mikroskop untersuchen, dann fände sich keine Auffälligkeit. Und trotzdem spinnt eine Funktion. Ein Beispiel wäre jemand mit ständigen Durchfällen, ohne auffällige feingewebliche Befunde oder sichtbare Veränderungen bei einer Darmspiegelung.

Aber zurück zur Geschichte. Natürlich war mein medizinischer Ausbildungsstand damals noch viel zu gering, um durch Arno zu verknüpftem Wissen zu gelangen, aber ich fasste den festen Entschluss, Medizin zu studieren. Nach dem Abitur leistete ich Zivildienst auf der Pflegestation eines Altenheimes in der schönen fränkischen Stadt Fürth. Ein paar meiner Senioren und Seniorinnen waren sogar noch mit Henry Kissinger zur Schule gegangen. Der spätere US-Außenminister hatte seine Kindheit bekanntlich in Fürth verbracht. Die Zeit dort war toll und dauerte 20 Monate. Danach wussten wir »Zivis«, dass man besser Deckung nimmt, wenn die Oberschwester schief schaut, dass Leben und Sterben bunt und verrückt ist und vor dem Erfolg harte Arbeit liegt. Deshalb nahm ich irgendwann in der Mitte meines Zivildienstes mit dem »Metzger« Kontakt auf und bat ihn, mir Chirotherapie beizubringen. Ich glaube, das war allein schon aus Versicherungsgründen höchst illegal, aber dieser Umstand war sowohl ihm als auch mir völlig egal. So opferte ich meinen Urlaub, blieb drei Wochen bei Herrn Hofmann und lernte von ihm, Wirbel wieder in die richtige Position zu drücken. So zumindest sah es Herr Hofmann. Dinge, die verrutscht waren und alles Mögliche abquetschten, wurden seiner Meinung nach mechanisch wieder gerichtet. Damals glaubte ich das ebenfalls kritiklos.

Die Techniken waren alle nicht besonders schwer zu erlernen und fielen mir deshalb leicht. Das lag wahrscheinlich auch daran, dass ich im Zivildienst so viele Menschen gewaschen, angezogen und vor allem berührt hatte. So war mir der menschliche Körper, jenseits der ersten Erfahrungen mit Mädchen, auch in einer medizinischen, professionellen Art schon ganz gut vertraut.

Heute bin ich der absoluten Überzeugung, dass es vielen Ärzten und Ärztinnen fremd ist und fremd bleibt, Menschen anzufassen. Dies ist aber in der Diagnostik wahnsinnig wichtig. Ich hole meine Patienten immer aus dem Wartezimmer ab. Auf dem Weg in mein Sprechzimmer plaudern wir etwas, und es finden Berührungen statt. Das kann ein Schulterklopfen, ein Unterhaken oder ein Händedruck sein. Sie glauben nicht, was man dabei als Arzt schon alles erfährt. Diese kurzen taktilen Eindrücke liefern wichtige Aussagen über die psychische Verfassung und vor allem über die faszialen Probleme des Patienten.

Es gibt übrigens eine amerikanische Untersuchung[7] darüber, welche Kriterien dazu führen, dass Patienten und Patientinnen einen Arzt als »gut« und »fähig« beurteilen.

Es ist nicht etwa sein medizinisches Wissen oder gar sein Können. Einzig entscheidend ist, ob der Arzt oder die Ärztin den Patienten bei der Konsultation berührt! Es schadet also nichts, Patienten anzufassen, auch wenn vielleicht sonst nichts dabei rauskommt. Zumindest fördert es den Ruf. Das nur so als Tipp an die Kolleginnen und Kollegen mit Berührungsängsten.

Am vorletzten Tag meiner Zeit beim Metzger bedankte ich mich und sagte ihm, dass ich nur noch einen Tag da sein würde. Er meinte, ich solle am letzten Tag 1.000 Mark mitbringen, was nie ausgemacht war. Das sagte ich ihm auch und fügte hinzu, dass ich so viel Geld gar nicht hätte. Er bestand aber darauf. Herr Hofmann war damals mit einer viel jüngeren Frau verheiratet, der brachte ich am letzten Tag Blumen mit, was mir schließlich aus der Bredouille half. Als ich den Strauß nämlich überreicht hatte, sagte sie zu ihrem Mann: »Schatz, vergiss das doch mit den 1.000 Mark.« Er sagte daraufhin, ich solle ihm das Geld halt bringen, wenn ich mir es eines Tages leisten könne. Leider starb er, bevor ich mit dreißig endlich so viel Geld verdiente, dass ich 1.000 Mark hätte aufbringen können. Damals herrschte eine Ärzteschwemme, und wir Jungmediziner wurden sehr ausgenutzt und verdienten dürftig.

Entzündungen als Ursache für Schmerzen? Das kann nicht stimmen!

Nach meiner Ausbildung beim »Metzger« war ich erst 19, machte aber ab dem Zeitpunkt Chirotherapie bei allen, die etwas zwickte. Bei Freunden, Verwandten und deren Freunden und deren Verwandten und schließlich auch bei immer mehr Leuten, die plötzlich zu mir nach Hause kamen. Als ich im vierten Semester meines Studiums war, hatte ich drei oder vier Tage in der Woche abends »Sprechstunde« in der kleinen Wohnung, die meine Freundin und ich bewohnten. Geld nahm ich keines für meine Behandlungen, doch dafür sammelte ich Erfahrungen und konnte all die graue Theorie des Studiums teilweise praktisch anwenden. Etwas, das im deutschen Medizinstudium bis heute noch sehr fehlt. Man macht da erst einmal fünf bis sechs Jahre lang Theorie und lernt erst danach, wofür man all das Wissen braucht und was man überhaupt damit anfangen kann. Das ist in anderen Ländern anders und viel besser: In Schweden beispielsweise lernen die Medizinstudenten morgens die Theorie einer Erkrankung und stehen nachmittags vor den Patienten mit dieser Erkrankung, um deren Behandlung zu erlernen.

Mit meiner kleinen Hobbypraxis konnte ich immerhin das große Manko des deutschen Studiums etwas ausgleichen und hatte auch noch viel Spaß dabei. Viele meiner Patienten und Patientinnen von damals kommen übrigens heute noch in meine Praxis.

Als ich mit 21 Jahren, nach fast zwei Jahren Zivildienst, mit dem Studium begann, hatte ich bereits zwei Jahre Erfahrung als mechanistisch denkender Chiropraktiker. Mit der Erfahrung und durch mein Studium änderte sich meine mechanistische Sicht aber immer mehr. Es fiel mir nämlich schon bald auf, dass eine schmerzhafte Verspannung oder ein Kopfschmerz oft sofort nach dem vermeintlichen »Einrenken« weg waren. Nun lernte man damals im Medizinstudium, es handle sich bei Schmerzen praktisch immer um Entzündungen. Entzündungen bekommen in der medizinischen Terminologie, wie bereits erwähnt, immer die Endung »itis«. Sie gehen mit einer komplexen Ausschüttung von Zellbotenstoffen und Gewebsveränderungen einher. Das entzündete Gebiet wird mehr durchblutet, die Temperatur wird erhöht, es werden Schmerzrezeptoren durch Botenstoffe und Zellschrott aktiviert, und in der Folge geht es einem schlecht. Jeder von uns kennt das von Mückenstichen, Wunden, Pickeln oder Verstauchungen.

Und jeder weiß, dass eine Entzündung niemals sofort verschwindet oder verschwinden kann. Ist ja logisch, all die krankhaften Veränderungen wie Mehrdurchblutung und vor allem die umherschwimmenden Entzündungsmoleküle müssen abklingen beziehungsweise abgebaut werden. Das dauert, weshalb eine Entzündung immer verebbt und nie von einem Moment zum nächsten plötzlich weg ist.

Die Schmerzen bei Verspannungen, all die vielen möglichen Formen von Kopfschmerz, die Rückenschmerzen, die Schmerzen der »eingeklemmten« und entzündeten Nerven, herausgesprungenen Wirbel oder »entzündeten« Muskeln und so weiter und so weiter verschwinden aber ganz oft nach einer einzigen Chirotherapie sofort. Deshalb kam ich schon sehr bald zu dem Schluss, dass wir Medizinstudenten, was Schmerzen anging, sehr viel Quatsch lernten. Schmerzen mit Entzündungen zu erklären, konnte gar nicht stimmen. Heute kann ich belegen: Die wenigsten Schmerzen, vor allem bei jüngeren Patienten und Patientinnen, haben etwas mit einer Entzündung zu tun. Die Schmerzen kommen vielmehr aus dem Faszialen Organ. Warum das so ist, lesen Sie später im Buch noch.

Leider wurde uns im Studium, vor allem in den orthopädischen Vorlesungen, eine oft komplett unplausible mechanistische Sicht der Dinge vermittelt. Deshalb bin ich heute der Auffassung, dass dieses Teilgebiet der Medizin entweder grundlegend reformiert oder ganz abgeschafft werden sollte. Zumal operativ tätige Orthopäden eigentlich das Gleiche tun, was auch Unfallchirurgen machen.

Auch traditionelle afrikanische Heiler haben fasziale Störungen im Fokus

Noch während meines Studiums verbrachte ich eine Zeit in Tansania, wo ich in einem katholischen Krankenhaus bei Bukoba am Viktoriasee arbeitete. Unsere Patienten und Patientinnen im Krankenhaus hatten meist Malaria oder AIDS oder sie mussten sich Gallenblasen oder Gebärmuttermyome entfernen lassen. Anders als in Europa kam niemand mit Rücken- oder Kopfschmerzen in die Klinik. Auch Sehnenscheidenentzündungen, Tinnitus, Hörstürze oder Schwindel sind mir dort nie untergekommen. Damals ist mir das zunächst gar nicht aufgefallen. Das passierte erst viel später im Zusammenhang mit folgender Geschichte: Wir hatten einmal einen Patienten mit einem komplizierten Unterschenkelbruch. Nach westlichem Standard musste man diesen Patienten operieren. Da er betucht war, schickten wir ihn zum KCMC. Das KCMC ist eine große, moderne Klinik am Kilimandscharo, wo man auch komplizierte Plattenosteosynthesen, also die Versorgung und Fixierung von Brüchen mit Metallplatten, durchführen konnte.

Nur zwei Wochen später traf ich den Patienten auf dem Dorfplatz vor unserer Klinik wieder. Er ging an zwei Krücken bereits sehr gut und schien keine Schmerzen zu haben. Ich war ganz begeistert und wollte wissen, wie er das alles so schnell geschafft hatte nach einer so großen Operation.

Er erzählte mir, er sei gar nicht zum KCMC gefahren, sondern zum örtlichen traditionellen Heiler gegangen. Die Heiler seien nämlich in der Behandlung von Schmerzen und Brüchen viel besser als die Ärzte in den Krankenhäusern. Natürlich ist diese Geschichte kurios und ich weiß bis heute nicht, was genau der Heiler gemacht hat. Ich kann mir aber gut vorstellen, dass die funktionellen und damit eben häufig faszialen Erkrankungen in Tansania von lokalen Heilern behandelt wurden und werden, die darin besser sind als die westlich ausgebildeten Therapeuten an den Kliniken. Auch wenn Faszien maßgeblich an Heilungsprozessen beteiligt sind, bringen sie allerdings keine Brüche in die richtige Position. Da muss der Heiler schon mehr gemacht haben als Chirotherapie. Die schnelle Genesung und die Schmerzfreiheit bei dem Patienten dürften dennoch viel mit dem Faszialen Organ zu tun gehabt haben. Wie alle »alten« Medizinformen hat auch die traditionelle afrikanische Heilkunst die faszialen Störungen im Fokus und therapiert diese mit manualtherapeutischen Ansätzen.

Als 1995 meine Klinikzeit begann, hatte ich also schon die eine oder andere vage Vorstellung, dass es in der Medizin noch mehr gab, als uns beigebracht wurde. In den Krankenhäusern, wo ich jetzt arbeitete, sprach es sich immer schnell herum, dass ich Chirotherapie konnte, und deshalb musste ich täglich Kollegen und Kolleginnen sowie Schwestern und Pfleger deblockieren. Schnell machte ich das auch bei Patienten und Patientinnen mit Lumboischialgie, Hexenschuss, Kopfschmerzen und seltsamen anderen Schmerzen, für die sich keine handfeste Ursache fand. Dieses Vorgehen fiel irgendwann meinem chirurgischen Chefarzt auf. Denn lagen nach einem Wochenende, dessen Dienste von den Assistenten bestritten wurden, normalerweise immer zwei bis drei Patienten mit Rückenschmerzen im Krankenbett, war es nach meinen Diensten niemand. Auch tauchten nach meinen Diensten keine eingegipsten Patienten zur Gipskontrolle bei einer Sehnenscheidenentzündung auf. Das war dem Chefarzt suspekt. Ich musste mich während meiner restlichen Klinikzeit vor ihm oft rechtfertigen, weil er natürlich für mein Tun hätte geradestehen müssen, wäre etwas passiert. Glücklicherweise ging alles gut und ich lernte durch die Behandlungen viel. Vor allem, dass man funktionelle Erkrankungen, wie Tennisellbogen, Maus- und Golfarm, Fersenschmerzen und Sehnenscheidenentzündungen, Rücken- und Nackenschmerzen nie ruhigstellen sollte. Das widersprach zwar der Auffassung meiner Chefs, doch sie ließen mich gewähren. Übrigens war der Mausarm 1995 eine brandneue Erkrankung. Denn die Computer-Maus hatte gerade erst die Büroarbeitsplätze erobert.

Im bisweilen exotischen Reich der Traditionellen Chinesischen Medizin

Als ich 1998 meine Klinikzeit beendete, hatte ich Erfahrungen in der Gynäkologie, der HNO, der Augenheilkunde, der Inneren und Intensivmedizin, der Hand-, Bauch- und Unfallchirurgie, der Urologie, der Orthopädie, der Dermatologie und der Notfallmedizin gesammelt und vertieft. Ich weiß noch heute, wie ich nach einem Dienst wieder einmal aus der Klinik heimfuhr und das Gefühl hatte, dort nichts Richtiges mehr zu lernen. Ich wollte ja kein Organfacharzt werden, sondern in die Allgemeinmedizin. Deshalb rief ich am nächsten Morgen alle möglichen Allgemeinärzte in meiner Umgebung an und fragte, ob sie noch einen Kollegen in ihrer Praxis gebrauchen könnten. Nach drei Stunden hatte ich vier Jobangebote, und das mitten in der damaligen Ärzteschwemme.

Ich entschied mich für die Praxis im Auhof, einem großen Behindertenheim in Hilpoltstein, weil mir der Inhaber so sympathisch war. Er hieß Jens Egetenmeier, entwickelte schnell großes Vertrauen in mich und ließ mich gewähren, während er sich hauptsächlich mit seinem Steckenpferd beschäftigte, der Psychotherapie. Die Freiheiten, die ich in seiner Praxis genoss, nutzte ich, um meine eigene Chirotherapie mit allen möglichen anderen Therapieformen, von der Traditionellen Chinesischen Medizin (TCM) über die Homöopathie bis zur Kinesiologie, zu kombinieren.

Vor allem die TCM hatte es mir angetan. Ich lernte damals viel von Professor Manfred Porkert, der Arzt und Sinologe war und versuchte, die TCM durch eine westliche Terminologie bei uns zu etablieren. In der Praxis im Auhof lagerte ich eimerweise chinesische Heilmittel aus Pflanzen, Hühnermägen, Würmern und allem, was sonst noch kreucht und fleucht. Einmal hatte ich eine Patientin (sie ist noch heute bei mir), die an einer – heute würde ich sagen – Fibromyalgie litt. Ich kam zu der Erkenntnis, dass diese Störung einer Hitzestörung im Nierenfunktionskreis geschuldet sein musste, und bestellte deshalb ein Medikament, das in Porkerts Buch der chinesischen Pharmakologie als kühlend beschrieben war. Porkert verwendete immer die lateinischen Namen. Ich bestellte das Zeug also, ohne mich darum zu scheren, was es eigentlich war. Ich ging wohl von einem Kraut aus. Als die Bestellung bei unserer Apotheke eingegangen war, rief mich der Apotheker an und wollte wissen, ob ich eigentlich wüsste, was ich da geordert hätte, und ob das mein Ernst sei. Als ich Letzteres unbedarft bejahte, sagte er, es handle sich bei der Lieferung um 500 Gramm getrocknete, je fünf Zentimeter lange Skorpione. Nun war ich doch irgendwie in Schwierigkeiten, zumal die Patientin für die Arznei stolze 87 D-Mark zahlen sollte.

Als ich die getrockneten Tiere den Arzthelferinnen und Krankenschwestern in der Praxis zeigte, hatte eine die Idee, das Ganze fein zu pulverisieren. Die Patientin sollte das Pulver dann mit Rinderbouillon trinken. Diese Idee erschien uns allen sehr gut und so mörserten wir über drei Tage die Skorpione zu einem feinen Pulver. Die Patientin nahm das Medikament ein und hatte nur eine leichte Verbesserung. Heute würde ich sagen, der Erfolg lag im Placebobereich.

Wenn unerklärliche Phänomene zum zweifelsfreien Erfolg werden

Neben der chinesischen Medizin machte ich damals auch sehr viel Homöopathie und entwickelte die Methoden von Nogier und Voll für meinen Gebrauch weiter. Vor allem der Arzt, Chirotherapeut und Physiker Paul Nogier hatte in den 1950er-Jahren entdeckt, dass es bei Erkrankungen zu Resonanzen mit Homöopathika kommt. Die Resonanz detektiert man über den Puls, da dieser durch die Resonanz verändert wird. Ich hatte das Verfahren bereits während meiner Schulzeit von Arno gelernt und seitdem immer weiter ausgebaut. Es gibt bei Nogier auch das Phänomen der »Inversion«. Liegt diese vor, liefern die Resonanztests falsche Ergebnisse. Reinhard Voll und Paul Nogier neutralisierten eine Inversion durch das Setzen von Akupunkturnadeln. Zufälligerweise entdeckte ich eines Tages, dass Inversionen immer mit Blockaden der Halssegmente C2 und C5 verbunden sind und dass sie verschwinden, wenn man die Blockaden chirotherapeutisch löst. (Was Blockaden sind, werde ich gleich noch genauer erklären.) Das war prima, denn Chirotherapie war viel einfacher und schneller als die Auflösung der Inversion mittels Akupunktur.

Doch zurück zur Pulsveränderung bei einer Resonanz. Diese zeigt sich, wenn der Therapeut den Puls des Patienten nimmt und gleichzeitig mit dem Finger über ein heilsames Homöopathikum fährt. Der Puls wird dann stärker oder baut sich anders auf. Man kann mit diesem Verfahren die Ursachen funktioneller Störungen recht gut finden. Hat ein Patient beispielsweise immer wieder Kopfschmerzen und tauchen diese nach einer Blockadelösung schnell wieder auf, kann dafür ein Zahnherd verantwortlich sein. Nimmt man nun den Puls des Patienten und fährt mit dem Zeigefinger der anderen Hand über die Nosode der Kieferknochenentzündung – also ein der Krankheit entsprechendes homöopathisches Mittel –, verändert sich in diesem Augenblick der Puls. Warum das so ist, weiß ich nicht. Aber es funktioniert! Schickt man den Patienten nämlich anschließend zum Röntgen, zeigen sich oft wachsende Weisheitszähne, die Stress im Kiefer und Schub auf andere Zähne erzeugen. Werden die Weisheitszähne gezogen, sind auch die Kopfschmerzen weg.

Ich weiß, das hört sich sehr esoterisch an. Warum ich das alles aber trotzdem erzählen muss, wird sich später im Buch noch auflösen. Ich selbst hasse Esoterik und mag es ganz und gar nicht, wenn etwas unklar erscheint oder mit an den Haaren herbeigezogenen Argumenten erklärt wird. Das war damals auch schon so, aber ich hoffte immer, eines Tages vielleicht wissenschaftliche Erklärungen für diese seltsamen Phänomene zu finden. Phänomene, mit denen ich schon jahrelang arbeitete und große Erfolge hatte und bis heute habe.

Übrigens machte ich 1997 die offizielle Weiterbildung zum Chirotherapeuten. Man brachte mir bei, dass es sich bei Blockaden um Störungen und Mikroluxationen, also kleine Verrenkungen, handle, die man mit den Händen reponierte, also wieder in die Normalstellung zurückbrachte. Diese Erklärungen fand ich damals schon genauso blöd wie sämtliche esoterisch-energetischen Deutungen. Dummerweise hatte ich aber auch hier keine befriedigendere Erklärung. Also galt: Augen zu und durch!

Ich »freue« mich immer, wenn ich ab und an einen Patienten mit einer Lungenentzündung habe oder einen Diabetes, einen Bluthochdruck oder eine Herzschwäche einstellen darf, denn dann sind sowohl die erklärenden Modelle der Erkrankung als auch die Therapien so schön schlüssig und klar. Aber wie bereits erwähnt hat man solche Fälle in einer Allgemeinarztpraxis selten. Die meisten Patienten und Patientinnen haben Gebrechen, für die die Schulmedizin weder eine Erklärung noch eine Therapie im Angebot hat. Also sah ich mich gezwungen, weiter mit alternativen Methoden zu arbeiten, die wenigstens Heilungserfolge brachten, auch wenn ich deren Mechanismen nicht verstand.

Wer sich ein wenig mit TCM befasst, weiß, dass chinesische Ärzte den »energetischen« Zustand in einem Organfunktionskreis ebenfalls über die Ertastung des Pulses der Speichen-Arterie erfassen, und zwar an drei Lokalisationen. Die TCM arbeitet also auch mit dem seltsamen Phänomen der Pulsveränderung bei Erkrankungen. Ich fand das immer sehr kurios und verstand nicht, warum ich Pulsveränderungen zwar deutlich tasten, aber nicht mit einem Dopplergerät messen konnte. Ein akustisches Dopplergerät, aber auch der Farbdoppler eines Ultraschallgeräts messen die Geschwindigkeit von Blutströmen. Hier tat sich aber leider gar nichts. Der Blutfluss blieb gleich, allein der Puls tastete sich anders. Wie auch immer, ich arbeitete nicht nur hier mit Methoden und Phänomenen, die ich absolut nicht verstand. Sicher war ich mir allerdings immer, dass alle Erklärungsversuche dieser Alternativmethoden mit dem Fließen von Energien, der Veränderung von Quanten und ähnlichen Effekten esoterischer Unfug sein mussten.

Über meine Arbeit in der Allgemeinmedizin kam ich damals auch in Kontakt mit Zahnärzten, die Kinesiologen waren. In der Kinesiologie werden ebenfalls resonanzmedizinische Effekte erfasst. Wobei die Testung nicht über die Pulsqualität, sondern über die Veränderung von Muskelkraft gemessen wird. Bei dem Patienten mit den Kopfschmerzen wegen der Weisheitszähne zum Beispiel würde die gemessene Kraft des Bizepses zunehmen, wenn er die Kieferknochenentzündungs-Nosode in die Hand bekäme. Irgendwann entdeckte ich, dass auch nach einer Chirotherapie die Kraftentwicklung in zuvor schwachen Muskeln wieder normal war. Kerstin, mit der ich seit 2003 immer enger zusammenarbeitete, berichtete ebenfalls davon, in bestimmten gestörten Muskelketten – von Faszien war damals noch keine Rede – durch die Testung deren Stärke zu finden.

Chirotherapie und Massagen wirken nicht mechanistisch, sondern neuronal

Im Jahr 2002 verließ ich vorübergehend die Praxis im Auhof und eröffnete meine erste eigene Praxis im kleinen Ort Büchenbach zwischen Roth und Schwabach in Mittelfranken. Bereits in der Zeit bei Jens Egetenmeier hatte ich einen gewissen Ruf erlangt, bei Krankheiten helfen zu können, für die es aus Sicht der »normalen« Medizin keine rechte Hilfe gab. Die Leute kamen deshalb teilweise von weit her, und meine Kontakte zu Ärzten und Physiotherapeutinnen mit ähnlichen Erfahrungen wie meinen nahmen zu. Es wurde mir zu der Zeit auch klar, dass ich unbedingt gute Physiotherapeuten und Physiotherapeutinnen in meinem Netzwerk brauchte, um erfolgreich zu sein. Leider musste ich feststellen, dass es gar nicht so viele gab. Das ist kein Wunder, denn die Ausbildung von Physiotherapeuten basiert auf den Anschauungen der Schulmedizin, die ja bisher ohne das Fasziale Organ auskommt. Auch wenn Physiotherapeuten und Osteopathinnen immerhin eine zutreffendere Vorstellung von

Faszien hatten als Ärzte, so kreiste ihr therapeutisches Bemühen doch eher um die Muskeln als um das Bindegewebe. Das ist übrigens heute noch so.

Ich sah bald, dass die Therapieerfolge einer Physiotherapiepraxis 15 Kilometer von meiner Praxis besonders hervorstachen. Es handelte sich um Kerstins Praxis, die sie 2003 eröffnet hatte. Deshalb lud ich Kerstin 2007 ein, in meinem schmerztherapeutischen Qualitätszirkel einen Vortrag vor Ärzten über Physiotherapie zu halten. Ich muss gestehen, ich tat dies vor allem auch, weil ich selbst keine Ahnung davon hatte, was Physiotherapie eigentlich genau machte. In meinen Vorstellungen dominierte irgendwas mit Gymnastik, jedenfalls hatten die Physiotherapeuten in der Klinik immer mit den Patienten und Patientinnen irgendwie geübt. An meinem eigenen Beispiel wird deutlich, wie wenig Berührungspunkte es zwischen Physiotherapie und Medizin gibt und wie gering das Wissen von Ärzten über Physiotherapie ist. Und das, obwohl Ärzte und Ärztinnen tagtäglich Physiotherapie als Heilmittel verordnen. Nichts über die Möglichkeiten und Wirkungen von Physiotherapie zu wissen und trotzdem ein Rezept darüber auszustellen, ist ungefähr so, wie ein Medikament einzusetzen, ohne dessen Indikation, Wirkungsweise und Nebenwirkungen zu kennen. Leider interessiert dieser Missstand in der Medizin nur sehr wenige Leute. Ich trete deshalb dafür ein, Physiotherapeuten und Medizinerinnen in Ausbildung beziehungsweise Studium in Teilen gemeinsam zu unterrichten, damit diese Unwissenheit abnimmt. Dies wird aber wahrscheinlich erst der Fall sein, wenn es Lehrstühle für Fasziologie gibt, am besten an den allgemeinmedizinischen Instituten.

Aber zurück zum Vortrag von Kerstin. Erst danach wusste ich, wie ähnlich unsere manualtherapeutischen Ansätze waren. Mir war auch damals schon zumindest ein wenig bewusst, dass Chirotherapie und Massagen nicht mechanistisch, sondern neuronal wirken mussten. Kerstin erklärte aber in ihrem Vortrag, mit ihrer KLINEA-Methode »Verklebungen« von Muskulatur und Bindegewebe zu lösen, was ich daraufhin erst einmal als gegeben hinnahm. Hauptsache, es wirkte irgendwie. In der Diskussion nach Kerstins Vortrag behaupteten übrigens zwei anwesende Orthopäden, die große und oft zu Beschwerden führende Verbindung zwischen dem Kreuzbein und der Beckenschaufel, das Iliosakralgelenk, sei von Natur aus starr und würde dann schmerzhaft, wenn diese starre Verbindung »locker« würde. Sie vertraten die Auffassung, man müsse solche Verbindungen dann operativ versteifen und somit stabilisieren. Kerstin war über diese Aussage genauso empört wie ich. Wir stellten dadurch fest, wie sehr wir bereits funktionell statt mechanistisch dachten. In der Natur ist nichts starr, alles muss sich immer der Bewegung anpassen und würde im Gegenteil sogar brechen, wäre es starr. Ab da telefonierten Kerstin und ich öfter miteinander und besprachen schwierige Fälle.

In Büchenbach gab es keine Physiotherapiepraxis, die ich für meine Patienten so dringend benötigt hätte. Also überredete ich Kerstin im Jahr 2010, eine Filiale in der Nähe meiner Praxis zu gründen. Da sie keine geeigneten Räume fand, ich aber einige gut ausgestatte Räume mit Behandlungsliegen hatte, bot es sich an, die Physiotherapie in meinen Räumen zu organisieren. Es gelang uns, die Krankenkassen davon zu überzeugen, dem zuzustimmen. So bekamen wir als erste Praxis in Deutschland die Genehmigung für eine kombinierte allgemeinmedizinische und physiotherapeutische Praxis. Allerdings mit der skurrilen Auflage, die Praxen zeitlich getrennt zu betreiben. Ich kaufte deshalb Leitbänder, wie man sie von Flughäfen kennt. War meine Sprechstunde beendet, wurden diese Bänder aufgespannt, sodass Kerstins Patienten und Patientinnen in die richtigen Räume geleitet wurden, wo sie in den Pausenzeiten meiner Praxis behandelt wurden. Das Ganze funktionierte eine Zeit lang sogar recht gut. Dann wurde der Ansturm zu groß, um weiter so zu verfahren. Glücklicherweise konnte Kerstin dann doch ein Gebäude in der Nähe anmieten, in das ihre Filiale schließlich umzog.

Blockaden durch Massagen aufzulockern, ist kontraproduktiv

Während dieser Zeit begann ich, immer intensiver und strukturierter über fasziale Störungen nachzudenken und zu recherchieren. Dies festigte mit der Zeit meine Überzeugung, dass alles, was wir im Bereich der manuellen Therapie taten, über Effekte an den Faszien wirken musste. Und in mir wuchs dabei die Gewissheit, dass die Faszien nicht mechanisch therapiert wurden, sondern Therapien vielmehr über neuronale Reflexe wirken mussten. Mir war nämlich aufgefallen, dass Blockaden praktisch immer in denselben Segmenten zu finden sind. Und dass die Behandlung dieser Blockaden zu positiven Resultaten in gestörten Arealen führte, die oft weit vom Ort der Manipulation entfernt lagen.

Es ist nun an der Zeit, das Phänomen der Blockade zu erklären. Untersucht man Patienten, finden sich an deren Haut immer Areale, die verquollen, verbacken (also Schichten, die wie miteinander verschweißt erscheinen) und weniger verschieblich erscheinen. Diese Reduktion der normalen Gewebseigenschaften nennt man Blockaden, Myogelosen oder auch kurz Gelosen. Ich denke, Gelosen entstehen durch eine Veränderung der Bindegewebsspannung aufgrund einer Viskositätsänderung der extrazellulären Matrix. Diese Veränderungen müssen neuronal gesteuert sein, denn sie sind nach Manipulationen, aber auch nach einer Neuraltherapie oder einer Akupunktur sofort weg. Verändern solche Therapien in einem Organismus etwas so schnell und gründlich, können sie praktisch nur neuronal wirken, also über die Beeinflussung der Steuerung durch Nerven.

Häufig sind Blockaden schmerzhaft, das Gewebe und die zugehörigen Muskeln erscheinen verspannt. Genau wie ich hatte Kerstin entdeckt, dass es kontraproduktiv ist, diese Areale zu »dehnen« oder zu versuchen, dort Fasern durch Massieren »aufzulockern«. Es war viel zielführender, an Stellen zu behandeln, die unauffällig erschienen, was nämlich die Folge hatte, die schmerzhaften Areale in einen normalen Spannungszustand zu bringen.

2019 schrieb ich mein bereits erwähntes erstes Buch über fasziale Störungen, das unter dem ursprünglichen Titel »Myofasziale Schmerzen und Funktionsstörungen« bei Springer erschien. In dem Buch formulierte ich erstmals mein Knotenmodell des Faszialen Organs. Ich habe ja bereits geschrieben, dass sich Blockaden meist in gewissen Arealen finden. Diese Areale bezeichnete ich als »Fasziale Knoten«. Sie zeichnen sich durch zwei Merkmale aus: Erstens läuft in ihnen viel Information ins Zentralnervensystem. Zweitens finden sich dort immer Gewölbestrukturen, die für die Dynamik eines bewegten Körpers äußerst wichtig sind, weil über sie Kräfte von einer Seite zur anderen umgeleitet werden können. In diesen Knoten finden sich auch meistens die Ursachen für funktionelle Erkrankungen. Denn diese Erkrankungen sind größtenteils durch Störungen der faszialen Funktion ausgelöst.

Hier einmal eine Liste der faszialen Knoten mit der zugehörigen Gewölbestruktur:

1. Kalottenknoten: Schädel mit der Kalotte (»Schädeldecke«) und der Schädelbasis
2. Pharyngeal- oder Gaumenknoten: Gaumen, Mundboden, Unterkiefer und Zungenbein

3. Oberer thorakaler Knoten: Pleurakuppel (ein Teil des Brustfells)
4. Unterer thorakaler Knoten: Zwerchfell
5. Sakralknoten: Beckenschaufeln und kleines Becken

Das waren die proximalen Knoten, die für die Diagnostik des Auslösers einer Bindegewebsstörung besonders wichtig sind.

Davon abzugrenzen sind die peripheren Knoten, die in der Physiotherapie eine wichtige Rolle spielen. Diese sind:

6. Fußknoten
7. Knieknoten
8. Ellenbogenknoten
9. Handwurzelknoten

Wenn ich mir heute die erste Auflage meines Springer-Buches ansehe, ist es mir fast peinlich, wie viel Wichtiges ich damals noch nicht wusste. Gerade habe ich die Neuauflage verfasst. Diese heißt nun: »Fasziale Schmerzen und Funktionsstörungen«. Das Wort »myofaszial« kommt nicht mehr vor. Es war schwierig, den Springer-Verlag von dieser Umbenennung zu überzeugen, aber ich bin heute der Auffassung, dass »myo«, also der Muskel, nicht wirklich zum Faszialen Organ gehört. Die Muskeln sind wie alle anderen Organe im Faszialen Organ untergebracht und machen, was ihnen gesagt wird. Lediglich die enge Verbindung von Bindegewebe und Muskel im Entstehen von Bewegung rechtfertigt eine größere, funktionelle Verbindung der beiden Organe. Ich spreche heute deshalb auch nur noch vom »Faszialen Organ« und den Muskeln und verbinde beides nicht länger zum »Myofaszialen Organ« wie noch vor vier Jahren.

Das also war mein Weg zum heutigen Kenntnisstand über das Fasziale Organ. Wie Sie hoffentlich mit Interesse gelesen haben, führte dieser Weg über eine ganze Reihe glücklicher Zufälle und Begegnungen mit außergewöhnlichen Menschen bereits in jungen Jahren. Ihnen wird längst aufgefallen sein, dass ich dieses Buch nicht in erster Linie als Akademiker schreibe, sondern als Praktiker auf der Grundlage von Erfahrungen und eigenen Lernprozessen. Dennoch ist es an der Zeit, im nächsten Kapitel einen genaueren Blick auf die Funktionsweise des Faszialen Organs zu werfen. Aber keine Sorge, auch das wird alles andere als graue Theorie sein.

KAPITEL 4

Unter der Lupe: Wie funktioniert das Fasziale Organ?

Wie sich unser Fasziales Organ begreifen lässt und woraus es besteht, habe ich in einem früheren Kapitel bereits beschrieben: Es ist ein Synzytium aus Zellen und Proteinfasern, der halbflüssigen, extrazellulären Matrix sowie Immunzellen und zahllosen Rezeptoren, die über Nervenbahnen mit dem zentralen Nervensystem (ZNS) verbunden sind. Dieses riesige Gebilde beherbergt sozusagen unseren gesamten übrigen Körper mit sämtlichen Organen. Dabei verbindet das Fasziale Organ mittels einer zentralen neuronalen Steuerung alles miteinander. So erst wird aus den vielen Teilen des menschlichen Körpers ein integrierter Gesamtorganismus.

Als ich 2019 die Arbeit an meinem Buch über Faszien für Ärzte und Physiotherapeutinnen begann, recherchierte ich auch zur Innervation des Bindegewebes. Als Innervation bezeichnet man – vereinfacht gesagt – die Versorgung eines Organs, Gewebes oder Körperteils mit Nerven. Ich habe bereits geschrieben, dass ich aufgrund meiner Erfahrungen in der täglichen Praxis an einem bestimmten Punkt zu der Überzeugung gelangt war, dass sämtliche therapeutischen Werkzeuge in der Behandlung des Faszialen Organs neuronal und nicht mechanisch wirken. Das heißt, mittels Reizen an Rezeptoren, die wiederum über Reflexbögen zur Auflösung von Gelosen führen, werden Fehlsteuerungen im Bindegewebe beseitigt. Leider fand ich in der Literatur nichts besonders Ergiebiges zur neuronalen Beschaffenheit des Bindegewebes.

Deshalb kontaktierte ich Professor Winfried Neuhuber an der Uni Erlangen, den ich am Ende meines Studiums kennengelernt hatte. Damals trug ich mich eine Zeit lang mit dem Gedanken, meinen Doktor am Erlanger Institut für Anatomie zu machen, wo Professor Neuhuber zu dieser Zeit forschte und lehrte. Er ist Neuroanatom und untersuchte zu meiner Studienzeit mit damals revolutionären Methoden den Verlauf von Nervenbahnen, um unsere Hirnfunktion besser verstehen zu lernen. Letztlich entschloss ich mich dagegen, meine Doktorarbeit bei ihm zu schreiben, weil mir seine Vorgehensweise zu aufwendig erschien und ich auch lieber nicht mikroskopisch arbeiten wollte. Ich hatte über diesen Kontakt aber erstmals einen Eindruck von neuroanatomischem Vorgehen gewonnen. Als ich Professor Neuhuber 2019 für mein Fachbuch erneut anschrieb und ihn fragte, wie Faszien innerviert seien, antwortete er mir, es gäbe seiner Meinung nach eigentlich gar keine Rezeptoren, die nicht faszial seien. Das beeindruckte mich sehr, weil es bedeutete, dass ausnahmslos alles, was wir fühlen, durch das Bindegewebe erfasst wird.

Wenn ein Nobelpreisträger für Medizin etwa sehr Wichtiges vergisst …

Das Leben des menschlichen wie jedes anderen bewegten Organismus ist nur in der Interaktion, also der Wechselbeziehung mit seiner Umwelt, möglich. Diese Interaktion ist gleichbedeutend mit Verhalten. Um aber menschliches Verhalten sinnvoll zu machen, muss unsere Steuerungszentrale, also unser Hirn, immer in Echtzeit über alle möglichen Zustände des Körpers informiert sein. Das Gehirn muss wissen, wie wir im Raum ausgerichtet sind, wie hoch unsere

Körpertemperatur ist, was der Blutkreislauf macht, wie es um den Transport aller möglichen Stoffe aktuell bestellt ist, was wir an Bewegung planen und wie diese Bewegungen den Erforderlichkeiten der Umgebung angepasst werden müssen. Um alles dafür Erforderliche zu messen, bedarf es einer Fülle von Rezeptoren, die ausnahmslos an den Häuten des Faszialen Organs sitzen, in die alle übrigen Organe eingebettet sind.

Bereits im Jahr 1900 veröffentlichte der britische Neurophysiologe Charles Scott Sherrington, dessen Vater Landarzt war, im »Textbook of Physiology« einen Beitrag mit dem Titel »Cutaneus sensation«, was mit »Gefühle aus unseren Häuten« übersetzt werden könnte. Diese Arbeit war damals sensationell, denn sie strukturierte erstmals alles, was wir fühlen. Sherington bekam dafür 1932 gemeinsam mit Edgar Douglas Adrian den Nobelpreis für Medizin.

Folgende Arten der Körperwahrnehmung beschrieb Sherrington:

- *Interozeption*: die Gefühle aus unserem Inneren. Diese kann man noch einmal in *Propriozeption*, welche über die Stellung unserer Gelenke und Muskeln unsere Orientierung im Raum, aber auch die Bewegung detektiert, und *Viszerozeption*, die Messung des Zustands unserer Organe, unterteilen.
- *Extrozeption*: die Gefühle aus der nahen Umgebung. Damit gemeint ist alles, was wir ertasten.
- *Telorezeption*: Gefühle aus der ferneren Umgebung, die nicht ertastet werden können, also Sehen und Hören.
- *Chemorezeption*: Riechen und Schmecken
- *Thermorezeption*: die Erfassung von Temperatur
- *Nozizeption*: Schmerzwahrnehmung

Diese Einteilung von Gefühlen wird heute noch weltweit an den Universitäten gelehrt. Das bestätigt auch der Neurowissenschaftler A. D. Craig in seinem brillanten Buch »How Do You Feel?«. Und so lernte man das dementsprechend auch noch während meiner Studienzeit. Der US-Amerikaner Craig, der eine Zeit in Deutschland an der Universität Kiel zubrachte und dort die maßgeblichen Instrumente für seine weiteren Forschungen entwickelte, stellt in »How do you feel?« allerdings fest, dass Sherington etwas sehr Wichtiges vergessen hatte: Alle Sinneswahrnehmungen, die der spätere Nobelpreisträger beschrieb – bis auf die Schmerz- und die Temperaturwahrnehmung –, finden über dicke Nervenfasern statt, die mit dem Rückenmark und darüber wiederum mit unserem Hirn verbunden sind. Diese Fasern sind deshalb »dick« – und waren somit natürlich auch im Jahr 1900 mikroskopisch besser sichtbar –, weil bei ihnen dic Nervenfaser mit einer schlauchförmigen Zelle umgeben ist, die diese isoliert. Man kann sich das wie ein Elektrokabel mit seiner Isolationshülle vorstellen. Diese dicken Fasern leiten bestimmte Impulse, die man in der Medizin als »Aktionspotenziale« bezeichnet, elektrisch sehr schnell. Es dauert oft nur Millisekunden, bis wir beispielsweise eine Tastinformation mit unserem Hirn erfasst haben. In sämtlichen Häuten, sowohl den inneren als auch unserer äußeren Haut, gibt es aber auch zahlreiche nicht isolierte Axone. Axon ist das wissenschaftliche Wort für Nervenfaser. Diese Axone leiten Aktionspotenziale viel langsamer zum Hirn. Jeder kennt das von Verletzungen: Es dauert oft Sekunden, bis man es fühlt, wenn man sich geschnitten oder verbrannt hat. Oft sieht man erst mal nur Blut an der Hand, und erst zeitverzögert fühlt man den Schmerz und erkennt die eigentliche Verletzung.

Die dünnen Nervenfasern erfassen allerdings auch Dinge, die Sherrington noch gar nicht benannt hatte. So messen sie zum Beispiel die Wasser- und Elektrolyt-Balance im Gewebe. Bei einem Organ erkennen sie die Temperatur, den Blutfluss, die Konzentration von Nährstoffen und Abfallprodukten, die Energieversorgung sowie den Energiebedarf. Sie erfassen und steuern außerdem den Zustand unserer Organmuskulatur, auf die wir keinen bewussten Einfluss haben. Zur Organmuskulatur zählen etwa die Darmmuskulatur und die Muskeln des Harnleiters, der Gallengänge, aber auch die Muskeln der Blutgefäße, der Harnblase, der Gebärmutter bei Frauen sowie der Drüsengänge der Prostata bei Männern.

Die Entdeckung des »Gemeingefühls« in der modernen Medizin

Für bestimmte Gefühle, die über die dünnen Nervenfasern vermittelt werden, fand Sherrington überhaupt keinen Begriff. Dies liegt vielleicht auch daran, dass es im Englischen kein Wort dafür gibt. A. D. Craig stieß jedoch während Diskussionen mit deutschen Kollegen während seiner Kieler Zeit auf die romantische deutsche Literatur des 19. Jahrhunderts. Diese spricht vom »Gemeingefühl« und meint mit diesem für unsere heutigen Ohren etwas seltsamen Begriff unseren augenblicklichen inneren Zustand im Allgemeinen. Es geht hier also nicht darum, was unsere Finger gerade ertasten oder was wir hören oder sehen, sondern wie wir uns fühlen. Sind wir hungrig oder satt, müde oder wach? Fühlen wir uns energiegeladen oder ermattet und zerschlagen? Noch allgemeiner gesprochen: Geht es uns gerade gut oder schlecht?

Das Gemeingefühl lässt uns Craig zufolge nicht nur Hunger oder Müdigkeit, sondern auch Emotionen wie Liebe, Verlangen, Wut, Trauer, Begeisterung oder Langeweile körperlich spüren.

Im ersten Akt der Oper »Falstaff« von Giuseppe Verdi sagt Falstaff, er sei zwar alt, aber sein Körper könne ihm noch immer Freude bereiten. Ich finde diese Perspektive auf ein eigentliches »Ich«, welches in einem Körper wohnt, sehr bezeichnend.

Irgendwie kennen wir das alle, diese vorübergehende Zerrissenheit der eigenen Person, die mit ihren Wünschen und Plänen manchmal am Gemeingefühl des eigenen Körpers scheitert. Da wir nun einmal bewegte Organismen sind, brauchen wir den Körper, um mit unserer Umgebung interagieren zu können; selbst wenn wir unser »Ich« manchmal als vom Körper losgelöst wahrnehmen. Erst in unserer Körperlichkeit werden wir zum lebenden Ganzen. Was aber verbindet unser »Ich« mit dem Körper und macht uns so erst zum Menschen? Ich bin überzeugt, es ist unser Fasziales Organ, das als Bindegewebe einmal mehr die nötige Ganzheitlichkeit herstellt. Erstaunlich übrigens, wie treffend hier wiederum der deutsche Begriff ist.

Aber noch einmal zurück zum Gemeingefühl. Sämtliche Inhalte, die es uns übermittelt, informieren uns auch über die Homöostase unseres Körpers. Denn ohne Aufrechterhaltung seiner stofflich-chemischen Balance würde der Körper sofort Schaden nehmen. Bald wäre er für uns nicht mehr zu gebrauchen und dann wäre der Spaß vorbei, um es einmal salopp zu formulieren. Wir haben in unserem Faszialen Organ also zwei große Rezeptionssysteme: ein schnelles, welches uns die direkte Interaktion mit der Umgebung, also Verhalten ermöglicht. Und ein langsames, das uns über die Homöostase des Körpers informiert.

Natürlich müssen all diese Informationen aus den Faszien dem Gehirn zugeleitet und dort an die verschiedenen »Rechenzentren« verteilt werden, um eine sinnvolle Steuerung von Körper und Verhalten zu ermöglichen. Um diesen Leitungssystemen auf die Spur zu kommen, entwickelten Forscher wie Craig Methoden, mittels derer sie Nervenfasern erregten und gleichzeitig im Hirn maßen, was dort passierte. Durch diese aufwendigen Versuche mit immer filigraneren Sonden fand Craig für das Gemeingefühl eine eigene Leitungsbahn, den sogenannten Tractus spinothalamicus. In der medizinischen Terminologie ist ein »Tractus« ein Leitungsbündel im Rückenmark, über das spezifische Informationen zum Hirn geleitet werden. Der zweite Teil eines Begriffes bezeichnet stets den anatomischen Ursprung und den Zielort des Bündels. »Spino« in »spinothalamicus« bedeutet »Rückenmark«, und der »Thalamus« ist eine Hirnregion des Hirnstammes, in dem Informationen gefiltert und verteilt werden. Dort landen also, vereinfacht gesagt, die Informationen aus den Rezeptoren zur Erfassung des Gemeingefühls.

In Wirklichkeit ist es noch ein wenig komplizierter, da das »spinothalamische« Leitungsbündel bereits auf Rückenmarksebene Synapsen mit dem autonomen Nervensystem hat, wodurch bereits hier die Steuerung vieler Prozesse erfolgt, die der Homöostase dienen. Diese Axone des autonomen Nervensystems, vor allem Fasern des Sympathikus, finden sich zuhauf auch »frei« im Bindegewebe und steuern dort wahrscheinlich Immunzellen. Was das konkret für Patienten bedeutet, werde ich später noch schildern.

Auf ihrem Weg zum Thalamus nehmen die Axone der Gemeinsinnwahrnehmung jedenfalls Kontakt mit den Steuerzentren im Hirnstamm sowie dem verlängerten Rückenmark, der sogenannten Medulla oblongata, auf. Von dort wird die Homöostase maßgeblich gesteuert. Im Thalamus werden dann Verbindungen zum limbischen System geknüpft. Dieses Hirnareal speichert sowohl Gefühle als auch Erlebnisse, die einmal Gefühle erzeugten. Jeder kennt das, wenn Gerüche oder Umgebungseindrücke – wie Temperatur, Licht oder Schall – erlebte Situationen emotional wieder erstehen lassen, selbst wenn diese lange zurückliegen. Berühmt ist die Stelle in der Romanserie »Auf der Suche nach der verlorenen Zeit« von Marcel Proust, in welcher der Erzähler durch den Geruch und Geschmack eines in Lindenblütentee getauchten Gebäcks unmittelbar in seine Kindheit zurückversetzt wird.

Woher stammen eigentlich die Information darüber, wie wir uns fühlen?

Ich hatte diesen sogenannten »Proust-Effekt« selbst immer, wenn ich die Werkstatt meines Opas betrat, mit dem ich als Kind dort viele wunderbare Stunden verbrachte. Der Geruch und das Licht verschafften mir als Erwachsenem sofort ein Glücksgefühl aus Kindertagen. Ein solcher Effekt zeigt sich allerdings nicht nur bei positiven, sondern genauso bei negativen Gefühlen. Ich kenne zum Beispiel Missbrauchsopfer, die durch Umgebungseindrücke, die denen während ihres Missbrauchserlebnisses gleichen, massive Angst- und Stressgefühle erleben. Die Verbindung der faszialen Information des Gemeingefühls mit den gespeicherten Emotionen von Erlebtem ist also sehr, sehr eng und für mich mittlerweile auch die Erklärung vieler psychosomatischer Symptome. Wenn eine Patientin zum Beispiel Schmerzen oder Migräne hat, weil sie früher einmal traumatisiert wurde, dann ist das eine fasziale Reaktion aufgrund ihrer Erinnerungen. Diese Erinnerungen müssen der betroffenen Person nicht einmal bewusst sein. Sie führen auch unbewusst zu faszialen Reaktionen wie eben Schmerz.

Noch einmal zum physiologischen Zusammenhang: Im Thalamus werden die meisten Informationen zur sogenannten Inselrinde geleitet. Diese lässt uns das Gemeingefühl bewusst spüren, denn sie ist bereits ein Teil der Großhirnrinde, wo unser Bewusstsein seinen Platz hat, auch wenn das jetzt etwas vereinfacht dargestellt ist.

An dem bisher Beschriebenen erkennt man, wie viele Informationen des Gemeingefühls über die langsamen Fasern der faszialen Rezeptoren auf allen möglichen unbewussten Ebenen verarbeitet werden, bevor wir überhaupt etwas mit unserem »Ich« bewusst fühlen. Woher kommen aber die Informationen des Gemeingefühls?

Untersucht man einen peripheren Nerv, wie beispielsweise den Ischiasnerv oder den Medianusnerv – der zum schmerzhaften Karpaltunnelsyndrom führt, wenn er an einer bestimmten Stelle gequetscht wird – und schaut, welche seiner Axone welche Information zum Rückenmark leiten, so findet sich folgende Verteilung: 17 Prozent der Axone steuern Muskelkontraktionen, lenken also Bewegung. 40 Prozent der Fasern steuern Blutgefäße, damit unsere Durchblutung und hierüber wiederum die Energie- und Nährstoffversorgung. 43 Prozent aber dienen der Übermittlung von Erfühltem, sind also »sensorisch«. Von diesen 43 Prozent »sensibler« Axone übermitteln wiederum lediglich 20 Prozent schnelle Informationen über das, was unsere Haut gerade ertastet und in welchem Spannungs- und Stellungszustand unsere Gelenke, Muskeln und Sehnen sich im Augenblick befinden. Diese Fasern sind deshalb so schnell, weil sie elektrisch isoliert oder »myelinisert« sind.

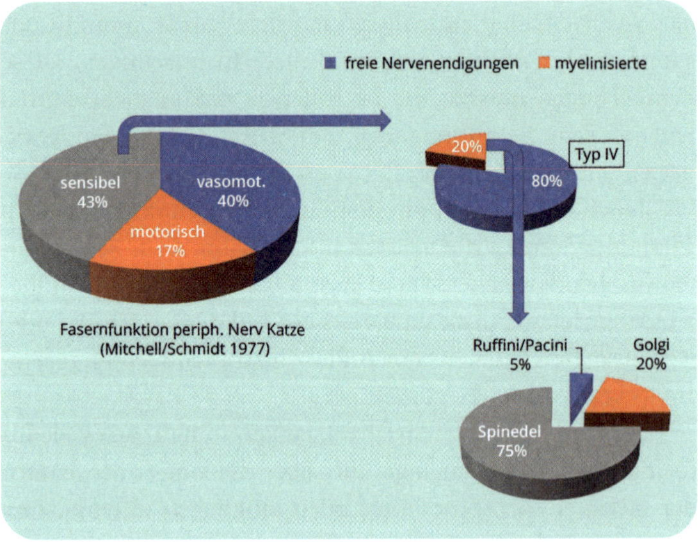

Abbildung 1 – Fasernfunktion periph. Nerv Katze nach Mitchell/Schmidt 1977

Verteilung der Nervenfasern und ihrer Aufgaben

Die Rezeptoren, die wir für die ständigen Messungen brauchen, sind die Tastrezeptoren der Haut. Dort finden sich sogenannte Lamellenkörperchen, die der Erfassung von Druck dienen. Lamellenkörperchen, wie etwa die sogenannten Merkelschen Tastrezeptoren, sind Rezeptoren, die in ein kugelförmiges Kollagengerüst eingebaut sind. Kommt Druck auf diese Kugeln, führt das zu einer Öffnung eines Proteins im Inneren, das dann über das Axon einen elektrischen Reiz zum Rückenmark sendet, von wo dieser schließlich über isolierte, dicke Nervenfasern direkt zu unserer sensorischen Hirnrinde gelangt. Außerdem finden sich in der Haut »Ruffini-Rezeptoren«, bei denen der Rezeptor in einem hohlen Zylinder aus Kollagen liegt, in welchen wiederum Kollagenfasern einstrahlen. Geraten letztere unter Zug, wird ein Aktionspotenzial zum Hirn geschickt. Mit den Ruffini-Rezeptoren misst unser Körper also Zugkräfte. Schließlich finden sich in unserer Haut »Vater-Pacini-Rezeptoren«, mit denen wir Vibration spüren. All diese Rezeptoren mit ihren jeweiligen Informationen brauchen wir, um unsere Umgebung taktil zu erfassen. Auf diese Weise wird beispielsweise auch Werkzeuggebrauch erst möglich.

Ruffini-Rezeptoren finden sich außerdem noch an Gelenkkapseln, wo sie Zugkräfte am Gelenk messen. An Sehnen sitzt das »Golgi-Sehnenorgan«, wiederum ein Rezeptor, welcher ebenfalls Zugkräfte misst, genau wie die Muskelspindeln, die sich am Bindegewebe der Muskulatur befinden. Interessanterweise finden sich auch im Halteapparat der Zähne Lamellenkörperchen in sehr hoher Anzahl. Das ist entscheidend für die Entstehung faszialer Störungen, wie Sie später noch sehen werden.

Aber zurück zum peripheren Nerv. Von den 43 Prozent

sensibler Nervenfasern in diesem Nerv sind also nur 20 Prozent für die schnelle Informationsübermittlung zum Tasten und Bewegen zuständig. Die restlichen 80 Prozent dienen der Übermittlung von Informationen für das Gemeingefühl. Der Ursprung dieser Fasern sind drei verschiedene Rezeptortypen. Anders als bei den genannten schnellen Rezeptoren bestehen diese aus sogenannten »freien« Nervenendigungen. Das bedeutet: Hier wird das Aktionspotenzial nicht durch mechanische, sondern durch chemische oder physikalische Reize erzeugt. Diese Rezeptoren finden sich an allen inneren Häuten des Faszialen Organs, an den Organkapseln und den Organfellen. Die eine Sorte dieser Rezeptoren übermittelt Schmerzen, eine zweite Kältewahrnehmung und eine dritte Hitze-, Kälte- und Zwick-Schmerzen. Von Letzteren werden also drei verschiedene Sensationen erfasst, weshalb sie auch »polymodal« genannt werden.

Ich möchte jetzt nicht weiter ins Detail gehen, denn dies ist kein Physiologiebuch. Nur so viel sei festgehalten: Schmerz- und Temperaturempfinden sind ganz eng miteinander verbunden. Dies liegt wahrscheinlich daran, dass wir sehr schnell in Lebensgefahr gerieten, hätten wir beides nicht immer im Auge. Wenn es beispielsweise zu heiß ist, werden die Informationen über Temperatur ganz schnell in Reaktionen und Verhalten umgesetzt. Wir fangen an zu schwitzen, bekommen Durst, suchen nach kühlen und schattigen Plätzen und fahren unsere Aktivität herunter. Und sobald wir Schmerz wahrnehmen, flüchten wir vor dem Auslöser, suchen Schutz und passen unsere Bewegungen dem Schmerz an.

Den allergrößten Anteil an unserer sensiblen Körpererfassung haben also Schmerz- und Temperaturrezeption. Aber ist das nicht eigentlich gemein? Ich meine, Schmerzen sind doch unschön, sie zerschießen uns unsere Lebensqualität! Mit welchem Recht, bitte sehr? Die Antwort ist recht einfach. Fühlten wir keine Schmerzen, würden wir in Nullkommanichts unseren wunderbaren Körper beschädigen und schließlich unbrauchbar machen. Unser Leben wäre zwar schön, aber auch wahnsinnig kurz. Unser Körper würde wahrscheinlich auch nicht lange genug intakt bleiben, um uns zu vermehren. Und dann sähe es düster aus für uns als Spezies.

Die folgende Abbildung zeigt nochmals alle unsere faszialen Rezeptoren. Das bringt Ihnen etwas mehr Übersicht nach all dem Text, den Sie bis hierhin dazu gelesen haben.

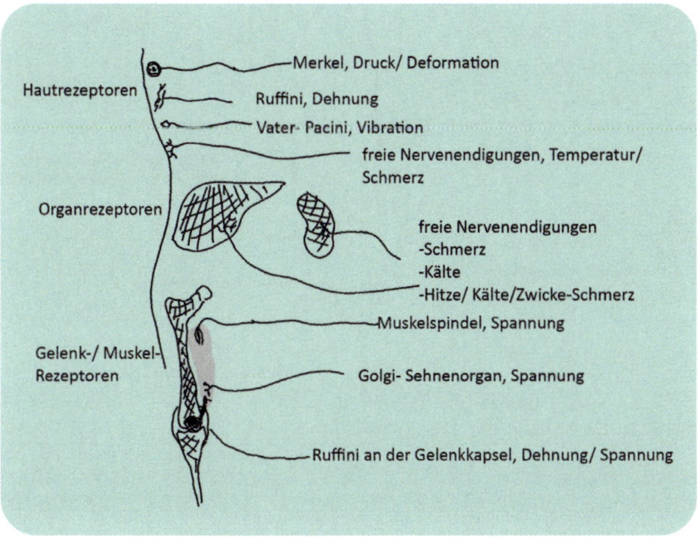

Abbildung 2: Eigene Darstellung nach Dr. Rolf Eichinger

Fasziale Rezeptoren des menschlichen Körpers im Überblick

Und für besonders Interessierte folgt noch eine Abbildung der Informationsprojektion des Gemeingefühls in unserem zentralen Nervensystem.

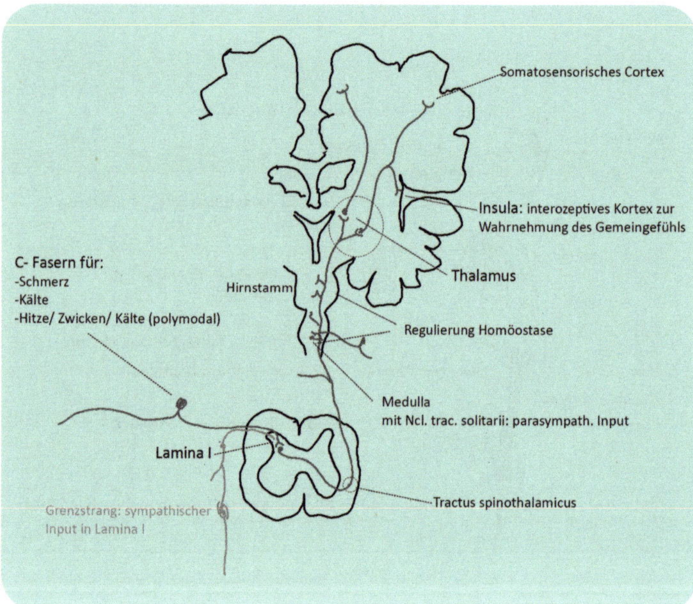

Abbildung 3: Eigene Darstellung nach A. D. Craig »How do you feel«

Modell der Entstehung des Gemeingefühls im zentralen Nervensystem

Und nun noch eine Quizfrage, die ich immer als Highlight in unseren Kursen stelle: Wie viele Druck- oder Dehnungsrezeptoren, glauben Sie, haben wir an unserer Thorakolumbalfaszie? Das ist die große Faszienplatte, die unseren Brustkorb über die Lendengegend mit dem Becken verspannt. Sie ist deshalb das tragende Element unserer Körperstatik. Also, wie viele? Richtige Antwort: keinen einzigen! An unserer Thorakolumbalfaszie können wir ausschließlich Temperatur und Schmerz spüren. Hexenschuss und Co. lassen grüßen!

Wenn das Hirn uns schützen will, ohne dass überhaupt Gefahr besteht

Die Natur hat unser Fasziales Organ zunächst einmal zur mechanischen Verbindung unserer körperlichen Bestandteile geschaffen. Gleichzeitig ist es auch für die Ankopplung unserer Muskulatur an das Skelett verantwortlich und ermöglicht damit, Bewegungen umzusetzen. Es lenkt allgemein kinetische Kräfte um und fort und kann diese auch »elastisch« speichern, um sie plötzlich freizusetzen. Für diese Lenkung und Verteilung kinetischer Kräfte sind unsere Gewölbestrukturen besonders wichtig, aus denen ich unter anderem die faszialen Knoten hergeleitet habe. Zum anderen ist das fasziale Synzytium aber auch das Organ der Körperwahrnehmung, das für unser Hirn sämtliche Informationen erhebt, die es zur Steuerung von Homöostase und Verhalten benötigt. Ist die fasziale Funktion gestört und die

Homöostase fehlerhaft, sind natürliche Bewegungen plötzlich schmerzhaft.

Während ich meine erste Chirotherapieausbildung bei Herrn Hofmann in Würzburg machte, war mir mehr als ein halbes Jahr lang immer übel. Ich hatte praktisch ständig ein kotziges Druckgefühl in der Magengegend, das nur durch Essen kurz nachließ. Ein Internist wollte mir deshalb den Magen spiegeln. Glücklicherweise deblockierte mich der »Metzger«, und alles war von einem auf den anderen Moment wie weggeblasen. Die Übelkeit kam aber später zurück. Ein Zahnarzt riet mir damals aus anderen Gründen als meinen »Magenproblemen«, die Weisheitszähne entfernen zu lassen. Erst nach der Extraktion war alles wieder gut und blieb dann auch so. Natürlich habe ich erst Jahre später verstanden, was damals mit mir los war.

Es gibt drei physische Prinzipien als Auslöser von faszialen Blockaden, auf die ich in den nächsten Kapiteln detailliert eingehe. Wird das Fasziale Organ durch eines dieser Prinzipien gestört, werden unter anderem Schmerzrezeptoren aktiviert und Regionen somit ruhiggestellt, um sie zu schützen. Das ist bei großen, erschöpfenden mechanischen Belastungen sicher sinnvoll, denn es verhindert, Schaden zu nehmen. Es gibt aber eben auch auslösende Faktoren, die uns lahmlegen, ohne dass etwas geschützt werden müsste. Das ist dann pathologisch. Etwas knockt uns praktisch grundlos aus und bringt uns als Patienten in die Praxen.

Nacken-, Schulter-, Kopf-, Gelenk-, Arm- und Beinschmerzen sind genauso wie Fersenschmerzen, Kloßgefühle im Hals oder Kieferschmerzen meist die Folge einer gezielten Behinderung der mechanischen Funktion durch unser Hirn. Das Hirn ist dann nämlich der Meinung, dies sei nötig, um Schaden vom Organismus abzuwenden.

Dummerweise werden bei faszialen Blockaden auch Organfunktionen gestört. Das liegt daran, dass unser Bindegewebe die »Straßen« des Körpers für Blutgefäße oder Immunzellen bildet und wichtige neuronale Steuerungsfunktionen übernimmt. Über das Bindegewebe wird alles versorgt, und es werden Daten für die Homöostase erhoben.

So kann eine rezidivierende, also in Abständen wiederkehrende Blockade im Oberbauch, wie ich sie als Jugendlicher hatte, mittelfristig Helicobacter-Infektionen begünstigen, zu Magengeschwüren führen oder langfristig sogar in Magenkrebs münden. Das alles, weil die Organfunktionen und die immunologische Abwehr wegen einer unzureichenden Homöostase nicht mehr richtig funktionieren.

Wenn Patientinnen, meistens sind es Frauen, einen Harnwegsinfekt bekommen, sobald sie im Freien ein paar Minuten auf einem kalten Platz gesessen haben, kann das nur fasziale Ursachen haben. Denn sicherlich fliehen keine Bakterien, die der Kälte entkommen wollen, panisch in die Blase, um diese zu infizieren. Vielmehr wird durch die Aktivierung von faszialen Thermorezeptoren unnötigerweise eine Blockade ausgelöst. Diese führt dazu, dass die Immunabwehr des Beckenbodens nicht mehr richtig funktioniert. Und weil bei Frauen die Harnröhre nur drei Zentimeter lang ist und immer und überall Mikroorganismen lauern, um uns zu attackieren, baut sich innerhalb von Minuten ein Infekt auf.

Wenn es jemand durch Einflüsse seines limbischen Systems absolut widerwärtig findet, aus einem fremden Glas zu trinken, kann er, sollte das trotzdem einmal vorkommen, schlagartig Lippenherpes bekommen. Wie eng die Verbindung der faszialen Steuerung mit dem limbischen System ist, habe ich weiter vorne bereits erklärt. Eine Steuerung, die verhindern soll, weiter von dem fälschlicherweise als gefährlich eingestuften Glas zu trinken, blockiert jetzt die Lippenregion. Das macht, dass sich ein Weitertrinken unschön anfühlt. Gleichzeitig führt es zum Versagen der Immunabwehr. Und zack, ist der Herpes da!

Wie bereits in einem früheren Kapitel erwähnt, gibt es viele Erkrankungen, die nicht faszial ausgelöst sind. Angeborene Fettstoffwechselstörungen oder Genmutationen mit ihren Funktionsstörungen innerer Organe, welche die Entstehung von Krebs begünstigen, sind dafür Beispiele. Aber für sehr viele andere harte Erkrankungen gilt: Vor ihrem Entstehen ist die fasziale Funktion oft lange gestört. Die funktionelle Störung geht also sehr häufig der harten, somatischen Erkrankung voraus.

Schwindel liegt praktisch immer an Blockaden faszialer Funktionen

Patienten und Patientinnen kommen sehr oft in eine allgemeinmedizinische Praxis, weil sie über Schwindel klagen. Für Schwindel gibt es in der akademischen Medizin die unterschiedlichsten Erklärungsansätze. Als fast schon alltägliches Phänomen gilt zum Beispiel der benigne paroxysmale Lagerungsschwindel (BPLS), wohingegen es sich beim Menière-Schwindel um einen anfallartigen Drehschwindel handelt. Drehschwindel gilt auch als Symptom eines akuten einseitigen »Labyrinthausfalls« im Innenohr. Alle diese Diagnosen und zugehörigen Modelle beschreiben aber ein weiteres Mal nur unterschiedliche Endstreckenstörungen, diesmal im Gleichgewichtsorgan. Eine Organstörung im Innenohr soll dann eben den Schwindel erzeugen. Bei der einen Diagnose verkleben die Steinchen, deren Trägheit in den Bogengängen des Labyrinths zur Rezeptorerregung und somit zum Schwindel führt. Bei einem anderen Erklärungsansatz »entmischen« sich die unterschiedlichen Flüssigkeitsfüllungen in den Bogengängen des Innenohrs. Und dann gibt es noch Modelle für Schwindel, die postulieren, die Übertragung vom Bogengangsrezeptor zu seinem Nerv sei gestört.

Keines dieser Modelle erklärt, warum es überhaupt zu besagten Schäden im Gleichgewichtsorgan kommt. Und schon gar nicht lassen sich schlüssige Therapien aus ihnen ableiten.

Meiner Meinung nach ist Schwindel praktisch immer auf eine chronisch-rezidivierende, also immer wiederkehrende Blockade einer faszialen Funktion zurückzuführen. Und zwar genau in der Region, wo auch das Labyrinth des Ohrs untergebracht ist. Ich behandle Schwindel, Hörsturz und Tinnitus immer konsequent faszial, indem ich deblockiere und die Ursache der faszialen Störung behebe. Sollten die Blockaden komplexer und aufwendiger in ihrer Verkettung sein, braucht der Patient auch eine manuelle Physiotherapie. Mit diesem Vorgehen fahren meine Patienten gut, weil die funktionelle Störung durch die Regulierung der ursprünglichen faszialen Störung behoben wird und es gar nicht erst zur Endstreckenerkrankung kommt. Doch auch Endstrecken lassen sich oft durch fasziales Vorgehen wieder rückgängig machen. Denn alles heilt besser, wenn die fasziale Funktion stimmt.

Sie glauben nicht, wie viele Kinder wegen chronisch-rezidivierender Mittelohrinfekte in meine Praxis kommen. Die Kleinen haben meist schon an die 20 Antibiotikatherapien hinter sich und werden einfach nicht gesund. Meiner Meinung nach liegt die Ursache zunächst praktisch immer in Blockaden im Kalottenknoten, die zu einer Fehlfunktion der Eustachischen Röhre führen. Diese Röhre dient zur Belüftung des Mittelohres. Tut sie nicht, was sie tun soll, entsteht im Mittelohr ein Unter- oder Überdruck, es kommt zu Ergüssen, das Kind bekommt Ohrenschmerzen und irgendwann auch Infekte. Ausgelöst wird die Störung meist durch Zahnen, was über die Lamellenkörperchen der Zähne und andere fasziale Mechanismen zu Blockaden führt. Behandelt man diese Kinder frühzeitig faszial, kann sehr viel Schaden abgewendet werden – und man spart auch noch Geld für unnötige Behandlungen.

Ich werde auch in den folgenden Kapiteln immer wieder über Patienten und konkrete Fälle aus meiner Praxis berichten, wodurch Sie die Zusammenhänge noch genauer zu verstehen lernen. Nachdem Sie jetzt zunächst gelesen haben, wie fasziale Blockaden entstehen und warum sie Störungen auslösen, ist mir ein Punkt noch sehr wichtig.

Sicher hat das Bindegewebe auch mechanische Aufgaben, wichtiger sind jedoch die neuronalen Funktionen des Faszialen Organs. Ist etwas blockiert, kann es nur durch manuelle Therapien wieder deblockiert und »gelöst« werden. Dehnen hilft dagegen nichts! Und auch nicht auftrainieren!

Sicher ist es gut, beweglich und körperlich aktiv zu sein. Menschen dazu zu bringen, die das bisher vernachlässigt haben, ist segensreich. Das Ehepaar Liebscher und Bracht hat es zweifellos geschafft, viele Inaktive zu körperlicher Ertüchtigung zu motivieren. Das ist prima! Jedoch zu glauben, man könnte fasziale Blockaden, die sich unter anderem als Gewebe mit reduzierter Dehnungsfähigkeit zeigen, »aufdehnen«, ist reinstes Dampfmaschinendenken. Ich würde dazu sagen: Denken ist besser als dehnen!

Erst wenn man darüber nachgedacht hat, wie das Fasziale Organ funktioniert – was ich in diesem Kapitel versucht habe, auch für Nichtmediziner verständlich darzustellen –, hält man den Schlüssel zu einer effektiven Schmerztherapie in der Hand.

Ausreichend Bewegung ist also super. Haben Sie trotzdem Schmerzen, brauchen Sie einen Arzt. Wahrscheinlich auch noch einen Physiotherapeuten. Beide sollten sich mit dem Faszialen Organ auskennen.

KAPITEL 5

Was krank macht: Anspannung ohne Entspannung

Das kürzest mögliche Fazit des vorherigen Kapitels lautet: Alles, was wir fühlen, spüren wir mit den Rezeptoren unseres Faszialen Organs. Doch was passiert eigentlich, wenn wir uns nicht gut fühlen? Was stört unsere fasziale Funktion und führt zu all dem Ungemach, das wir erleiden? Was ist für die Schmerzen und Verspannungen, den Schwindel, den Tinnitus, die Migräne, die Hörstürze und vieles andere verantwortlich, weswegen Millionen Menschen Tag für Tag Arztpraxen aufsuchen? Oder, fachlicher formuliert: Was macht uns im funktionell-faszialen Sinne krank? Das ist das Thema, um das es in diesem und den folgenden drei Kapiteln gehen wird. Sie haben bereits gelesen, dass das Sitzen auf einem kalten Stein oder das Trinken aus einem fremden Glas krank machen kann. Sind das zufällige Auslöser? Oder lassen sich dafür vielleicht Kategorien finden? Diese Frage habe ich mir irgendwann auch gestellt und bin schließlich durch Beobachtung bei meinen Patienten und Patientinnen sowie intensivem fachlichen Austausch mit Kerstin auf drei physische Hauptauslöser plus die Psyche gekommen. Den ersten davon lernen Sie in diesem Kapitel kennen. Etwas vereinfacht kann man diesen Auslöser funktioneller Krankheiten als »Anspannung ohne Entspannung« bezeichnen. Damit Sie verstehen, was genau ich damit meine, muss ich ein wenig ausholen.

Kerstin hat ihre KLINEA-Behandlung als Kunstwort aus einem Teil ihres Nachnamens und dem lateinischen Begriff für »Lot« gebildet. Aus »Klink« und »linea« machte sie also »KLINEA«. Aber wieso überhaupt »Lot«? Für sie als Physiotherapeutin war das statische Lot der Zielzustand, in den sie ihre Patienten wieder bringen musste. War bei jemandem »alles im Lot«, hatte die Therapie Erfolg gehabt und er oder sie ging schmerzfrei nach Hause. Als ich 2019 mein erstes Buch über fasziale Störungen schrieb, war ich auf den Seychellen, wo ich als Taucharzt an einer Druckkammer arbeitete. Glücklicherweise gab es damals keine Tauchunfälle und so hatte ich viel Zeit nachzudenken. Mich störte seit Langem der Begriff »Lot«, weil er mir viel zu statisch war. Was ist bitte das Lot in einem bewegten Organismus, der eben nicht eingepflanzt in der Erde steht, wie ein Baum oder ein Wolkenkratzer? Kerstin und ich führten schließlich ein langes Telefonat über Satellit, das die Druckkammerstation wahrscheinlich in den Konkurs getrieben hat. Nach einer schier endlosen Diskussion fanden wir den Begriff »Lotdurchgang« für etwas, das für unsere fasziale Funktion von entscheidender Bedeutung ist. Was ist das?

Sie erinnern sich an mein Erlebnis als 15-Jähriger in der Rhön auf meiner Fahrradtour nach Ostfriesland? Ich hatte durch den Anblick der überfahrenen Kröten, die Kälte und den Regen bereits ein sehr schlechtes Gemeingefühl. Dieses wurde durch die Verspannungsschmerzen noch verschlechtert, die mir erwuchsen, weil ich beim Treten der Pedale verkrampft immer beide Beine unter Spannung hielt. Erst als ich im Moment der Kraftentwicklung des tretenden Beines das andere Bein entspannt in die Höhe fahren ließ, wurde alles besser. Diese Entspannungsphase bei einer Bewegung ist nichts anderes als das, was Kerstin und ich mit »Lotdurchgang« meinen. Wenn man sich bewegt, ist es nötig, im bewegten Teil des Körpers immer wieder Entspannungsphasen zu haben, während derer es zu kurzen, harmonischen Ruhepausen kommt. Bleiben diese kurzen Intervalle der Ruhe aus, entwickelt man fasziale Symptome und verhindert Homöostase. Mein verkrampftes Strampeln auf dem Fahrrad tat genau deshalb irgendwann weh. Wäre ich noch Hunderte Kilometer so weitergefahren, hätte sich das zu einem echten Problem für meine Gesundheit auswachsen können. Was man beim Fahrradfahren auch sehr schön sieht: Lotdurchgänge können gleichzeitig mit Aktionszuständen bestehen, setzen also keine totale Entspannung voraus. So kann eine Extremität – hier das Bein – eine Bewegung ausführen und eine andere ihren Lotdurchgang erleben, bevor sie wieder übernimmt und den Lotdurchgang der anderen ermöglicht. Beide Bewegungen zusammen ergeben eine Aktivität, nämlich in diesem Fall das Treten.

Warum der geübte Handwerker den ganzen Tag lang hämmern kann

Jede geübte, trainierte und »runde« Bewegung hat Lotdurchgänge. Wenn jemand noch nicht hämmern kann, hält er den Hammer in jeder Phase der Bewegung verkrampft. Das Heben des Hammers ist angespannt, muss es aber auch sein, weil hier die Kraftaktion stattfindet. Während aber der Geübte dann den Hammer einfach auf den Nagelkopf niedergehen lässt und dabei der ganze Arm in einen entspannten Lotdurchgang kommt, korrigiert der Ungeübte noch in dieser Phase ständig die Bewegung. Er bleibt die ganze Zeit in der Anspannung. Die Bewegung sieht daher entsprechend ungelenk und verkrampft aus. Jeder erkennt, dass hier kein Meister den Hammer schwingt. Hämmert der Ungeübte lange am Stück dermaßen verkrampft, bekommt er prompt fasziale Symptome, wie etwa Nackenschmerzen, Kopfweh, Schulterziehen oder Muskelkater. Und all dies hat rein gar nichts mit Überlastung zu tun, denn der geübte Zimmermann kann den ganzen Tag lang hämmern, ohne deswegen am Abend irgendwo Schmerzen zu haben.

Eine geübte, einstudierte Bewegung besteht aus vielen Teilen. Zunächst muss ein Ziel für die Bewegung festgelegt werden. Hier wäre es, den Nagel sauber zu treffen. Dies ist nur möglich, indem für diese Bewegung die Stellungs- und Spannungsinformationen des Armes mit den Informationen über die Körperhaltung im Allgemeinen und den Sehinformationen über die Nagelposition koordiniert werden. Durch Übung entsteht in unserem Kleinhirn ein Bewegungsprogramm. Oder es sind viele einzelne Bewegungsprogramme, die dann der Situation angepasst abgerufen werden können. Es ist auf diese Weise nicht mehr erforderlich, die Bewegung jedes Mal und in jeder Phase auf der Ebene der Hirnrinde bewusst neu zu berechnen. Das wäre auch viel zu energieaufwendig, denn Denken ist anstrengend. Ein Geübter hämmert im Liegen oder im Stehen, auf einem Dach, unter einem Auto oder an einem Seil hängend, ohne Verspannungen zu entwickeln, weil er ein Bewegungsprogramm gespeichert hat, das Lotdurchgänge enthält.

Gleiches gilt für einen Musiker, der auf seinem Instrument ein neues Stück einstudiert. Anfänglich spielt er holprig und verkrampft, deshalb bekommt er Kopfschmerzen und einen Tennisellbogen, der hier allerdings eher ein Klavier- oder Geigenarm wäre. Sobald aber die Bewegung auf dem Instrument im Kleinhirn verankert ist, läuft alles flüssig. Ab hier gelingt es dem Musiker auch, Emotionen in die Musik zu bringen. Plötzlich wird alles schön und ästhetisch. Dies gilt übrigens für jede Bewegung. Sie erscheint erst dann leicht und ästhetisch, wenn sie Lotdurchgänge hat. Deshalb macht es Spaß, einem geübten Musiker oder Tänzer zuzusehen.

Kommt jemand mit einer Sehnenscheidenentzündung in meine Praxis und ist der festen Überzeugung, er habe sich übernommen, frage ich immer nach Lotdurchgängen. Leute mit solchen Problemen erweisen sich immer als ungeübt. Vor einigen Wochen kam ein junger Patient in Malerklamotten zu mir und klagte über Sehnenschmerzen im Unterarm. Tatsächlich fand ich durch Tasten sogenannte Kreppanationen in den Beugesehen des jungen Mannes, als dieser seine Hand bewegte. Kreppanationen fühlen sich an wie Krepppapier, knirschen auch ein bisschen und sind Ausdruck einer schlecht geschmierten Sehnenscheide. Die Qualität der Schmierung ist stets der Homöostase der Sehnenscheide geschuldet. Versagt die Homöostase, flutschen die Sehnen nicht mehr in ihrem Gleitlager. Ich war sehr erstaunt, wie das einem geübten Maler passieren konnte. Es stellte sich dann aber heraus, dass der Patient an diesem Tag ein Praktikum in einem Malerbetrieb begonnen hatte. Er war noch ungeübt und hatte deshalb eine Decke verkrampft und ohne Lotdurchgänge gestrichen. Den nötigen Entspannungsphasen war auch nicht förderlich, dass er alles natürlich besonders gut machen wollte. Lotdurchgänge werden selbst dem Geübten unmöglich oder zumindest erschwert, wenn er Lampenfieber hat. »Immer locker« lautet deshalb die Devise, will man Lotdurchgänge haben und bei einer Tätigkeit auch noch gut aussehen.

Ich bin ein ganz guter Handwerker und arbeite an den Wochenenden manchmal den ganzen Tag lang handwerklich, ohne dass mir abends etwas fehlt. Wenn ich aber Kartoffeln schälen muss, versage ich total. Ich bekomme in den sich unablässig wiederholenden Schälbewegungen keine Lotdurchgänge hin, weil mich die Arbeit nervt und mich der Berg ungeschälter Kartoffeln demoralisiert. Deshalb bekomme ich beim Kartoffelschälen immer Daumen- und Schulterschmerzen. Sobald ich jedoch ein Glas Wein bei dieser Tätigkeit habe, wird alles viel besser. Ohne der medikamentösen Behandlung faszialer Störungen vorgreifen zu wollen, führt der Alkohol zu einer gewissen emotionalen Distanzierung gegenüber dem Wunsch, möglichst schnell fertig zu werden.

Außerdem relativiert er auch die Größe des Berges ungeschälter Kartoffeln.

Negative Emotionen verhindern also Lotdurchgänge. Dies ist auch der Grund für den Mausarm. Es ist nicht etwa die Arbeit mit der Computermaus, die zu »Überlastungen« führt, sondern es ist immer die Unlust bei der Arbeit, die Lotdurchgänge verhindert. Oder es ist der nervende Bürokollege. Oder die miese Bezahlung.

Tennisellbogen haben nur ungeübte Tennisspieler, Golfarme nur ungeübte Golfer und Kartoffelarme nur ungeübte Kartoffelschäler. Und zwar einzig aus einem Grund, nämlich den fehlenden Lotdurchgängen.

Ist ein Sportler zu ehrgeizig und verhindert, auch wenn er geübt ist und stundenlang trainieren kann, im Wettkampf durch Emotionen Lotdurchgänge, wird ihm sein Fasziales Organ durch die Aktivierung von Schmerzrezeptoren schließlich deutlich machen, dass es jetzt mal reicht. Hieraus folgt für uns alle: Arbeite nie unter Druck!

Kerstin Klinks Physio-Blick

Zum Einstieg in den ersten »Physio-Blick«, der sich um das bei vielen Patienten und Patientinnen akute Thema »Kiefer« drehen soll, erst einmal eine kleine Quizfrage: Wie oft und wie lange sollten sich unsere Zahnreihen innerhalb von 24 Stunden berühren? Was wäre das Optimum? Antwort: Beim Essen und Zähneputzen – so oft und so lang Sie eben essen und sich die Zähne putzen. Sonst gar nicht! Jeder zusätzliche Kontakt darf gerne vermieden werden. Kaugummikauen als Training für die Kiefermuskulatur halte ich für Unsinn.

Leider beißen viele Menschen heute öfter die Zähne zusammen, als ihrem Kiefer guttut. Bruxismus, also das Knirschen oder Pressen der Zähne und die damit verbundenen Folgen, ist ein weitverbreitetes Problem. Aufbissschienen, wie Zahnärzte sie häufig für ihre Patienten im Labor anfertigen lassen, verhindern zwar keinen Bruxismus, verteilen aber immerhin den Druck gleichmäßiger auf die Kieferknochen. Durch den vergrößerten Abstand der Zahnreihen wird das Kiefergelenk entlastet und die Zahnsubstanz durch den Kunststoff geschützt. Das Problem ist aber, dass bis zu 80 Kilogramm Bissdruck bleiben. Kann man überhaupt etwas gegen Bruxismus machen?

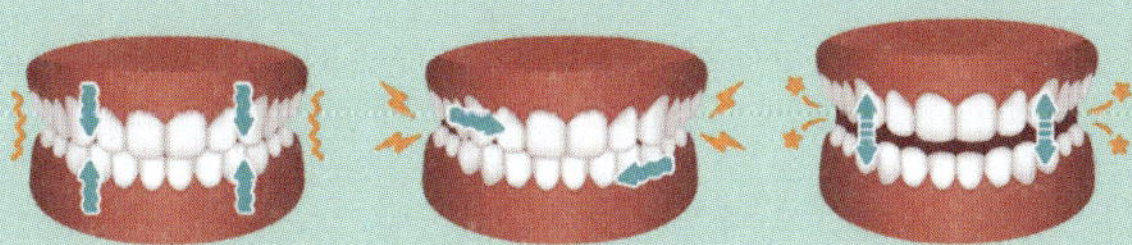

Abbildung 4: Eigene Darstellung nach Kerstin Klenk

Die meisten Patienten beißen hauptsächlich nachts, denn da hat man keine Kontrolle über das, was der Körper unternimmt. Bruxismus als Form der Stressbewältigung ist komplett unbewusst, man knirscht einfach mit den Zähnen. Meinen Patienten mit auffälligem faszialen Kopfknoten gebe ich immer die Hausaufgabe, ihre Kieferspannung auch im Alltag bei unterschiedlichen Aktivitäten zu prüfen. Und siehe da, die meisten berichten von Pressen beim Autofahren in der Stadt oder beim Lernen in einem unbeliebten Fach. Aber auch bei monotonen Arbeiten, wie beispielsweise beim Bügeln, verspannt sich der Kiefer, selbst wenn die Arbeit gern gemacht wird. Warum? Wenn es ruhig um uns herum wird, fangen wir häufig zu grübeln an. Wir fechten im Kopf Streitigkeiten mit dem Partner aus, wünschen den Hunden der Nachbarin eine Stimmbandlähmung oder suchen einen passenden Einstieg für den Vortrag, den wir nächste Woche halten wollen. Kopfkino also.

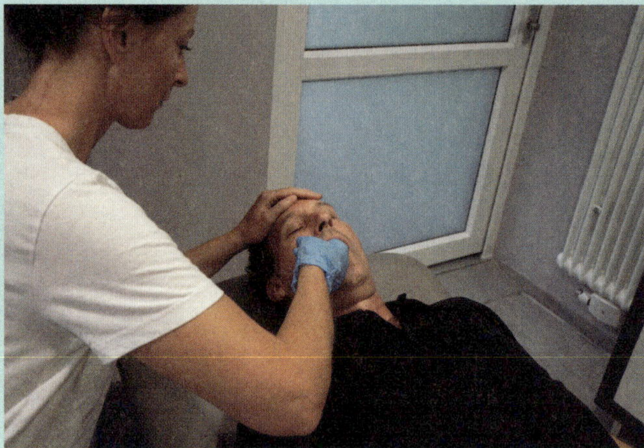

Abbildung 5: Eigene Darstellung nach Kerstin Klenk

Als Strategie, um den Kreislauf aus Spannung und Schmerz zu unterbrechen, haben sich folgende Schritte bewährt:

1. Stoppen Sie das Kopfkino und konzentrieren Sie sich ausschließlich auf Ihre momentane Aktivität. Wenn Sie ein Hemd bügeln, dann konzentrieren Sie sich auf den rechten Ärmel, der soeben geglättet wird. Beim Autofahren ist es ohnehin ratsam, sich die ganze Zeit auf die Straße zu konzentrieren. Wie oft kommen wir an unserem Ziel an, ohne zu wissen, wie wir dorthin gekommen sind? Das »Bei-der-Sache-Sein« im Hier und Jetzt bringt Ruhe in unser Gedankenkarussell, schont Ressourcen und entstresst.

2. Prüfen Sie immer wieder die Spannung Ihrer Kiefermuskulatur. Um zu verspannen, müssen sich die Zähne nicht unbedingt berühren. Manchmal drückt auch die Zunge von innen gegen die Zähne oder gegen den Gaumen oder der Unterkiefer fühlt sich steif an. Bei dieser Gelegenheit checken Sie gleich die Schultern mit. Sind diese hochge-

zogen? Wenn Sie beide Schultern bewusst nach unten sinken lassen, fühlt es sich dann lockerer an?

3. Angenommen, Sie ertappen sich bei einer erhöhten Schulterspannung. Jetzt ist die Lösung naheliegend: Sie lassen ihre Schultern einfach nach unten sinken. Beim Kiefer haben einige Patienten Schwierigkeiten. Der Unterkiefer wird durch einen Bandapparat der Kaumuskulatur in einer Art Schwebe gehalten. Ist unter diesen Umständen eine vollständige Entspannung überhaupt möglich? Allerdings!

Nehmen Sie sich einen Augenblick Zeit und folgen Sie dieser Anleitung:

Ihre Lippen berühren sich sanft.

- Die Zähne öffnen Sie einen Spalt, aber nur so viel, dass sich die Lippen noch flächig berühren.
- Die Zunge liegt breit im Mundboden.
- Die Zungenspitze berührt die Rückseite der oberen Schneidezähne am Übergang zum Zahnfleisch.

Fühlt sich komisch an? Kein Wunder! Vermutlich war Ihr Unterkiefer schon lange nicht mehr entspannt. Diese Technik können Sie nahezu unbemerkt überall durchführen. Je öfter Sie trainieren, desto schneller speichert Ihr Kleinhirn das neue (Ent-)Spannungsmuster. Ob sich das auch auf nächtlichen Bruxismus positiv auswirkt, lässt sich nicht mit Sicherheit sagen, aber ganz sicher profitiert langfristig Ihre Gesundheit davon.

An dieser Stelle gibt es sogar noch etwas Bonusmaterial für Sie in Form einer zusätzlichen Übung, die Sie allerdings besser nicht überall durchführen: Stellen Sie sich vor einen Spiegel und strecken Sie die Zunge heraus. Versuchen Sie dabei, mit der Zunge eine gerade Linie nach vorne zu bilden und die Zunge möglichst so zu lassen. Gehen Sie bis ans Ende der Ausstreckbewegung und »fahren« Sie die Zunge dann wieder ein. Drei Wiederholungen pro Tag dürften genug sein, um die Zunge zu entspannen. Noch besser ist es jedoch, einfach zu singen, wenn man merkt, dass der Kiefer verspannt. Allein im Auto geht das prima, denn niemand hört Sie.

Nichts ist ungeeigneter bei faszialen Störungen als das Ruhigstellen

Ich war in meinem Leben schon oft genervt, weil Arbeiten, die ich beauftragt hatte, wie meinetwegen Dachdecken, mir nicht schnell genug vonstattengingen. Die Handwerker mussten dauernd Pause machen! Seit ich das mit dem Lotdurchgang verstanden habe, begreife ich die Wichtigkeit dieser Pausen und deren Zelebrieren. Es ist oft erstaunlich, wie synchron Handwerker zur Neun-Uhr-Vesper alles stehen und liegen lassen, um ihre traditionelle Pause einzuhalten. Ich denke, sie nehmen dadurch emotionalen Druck aus der Arbeit und haben dann bis zur nächsten Pause wieder Lotdurchgänge. Denn natürlich verhindert auch Ermüdung Lotdurchgänge. Ist ein gut trainierter Läufer nach einem Zehn-Kilometer-Lauf dank Lotdurchgängen noch frisch und gut drauf, sieht das nach 42 Kilometern Marathondistanz schon ganz anders aus. Ermüdet unsere Steuerung, versagen die hinterlegten Bewegungsproramme und plötzlich fehlen Lotdurchgänge.

In unserer Region findet alljährlich ein Triathlon mit den »Ironman«-Distanzen statt. Die armen Menschen schwimmen erst drei Kilometer, fahren danach 180 Kilometer Rad, um anschließend noch 42 Kilometer zu laufen. Im Zieleingang ist dann jeder Lotdurchgang abhandengekommen, was dem Zuschauer häufig ein Bild des Elends bietet. Durch die emotionale Belastung, Augenzeuge eines solchen Martyriums zu sein, kam es schon vor, dass ich beim Kauen meiner Bratwurstsemmel keine Lotdurchgänge mehr hatte und deshalb Nackenschmerzen bekam. Das richtige Maß bei jeder Betätigung zu finden, ist nicht nur für Leistungssportler, sondern für uns alle von großer Bedeutung. Extremsport wie der »Ironman« ist definitiv nicht mehr gesund, denn irgendwann fehlt es jedem Teilnehmer aufgrund der Erschöpfung an Lotdurchgängen. Das stört über die Mechanismen des Faszialen Organs die Homöostase, aber auch die muskuläre Steuerung. Letzteres ist übrigens der Grund für die regelmäßigen Ermüdungsbrüche beim Ironman oder Marathonläufen.

Was verhindert Lotdurchgänge ultimativ? Richtig, die Ruhigstellung einer Körperregion! Nichts ist für die Behandlung einer faszialen Störung durch fehlende Lotdurchgänge deshalb ungeeigneter als ein Zinkleimverband, eine Knie- oder Armbandage und all die anderen Errungenschaften des Dampfmaschinendenkens des 19. Jahrhunderts. Auch eine Sehnenscheidenentzündung sollte niemals ruhiggestellt werden. Es reicht, die faszialen Blockaden zu lösen – denn diese bedingen die Störung der Homöostase – und dann dem Patienten oder der Patientin zu Lotdurchgängen zu verhelfen. Dazu gibt man als Therapeut entweder Übungsanleitungen oder man fordert den Patienten auf, Pausen zwischen seinen Bewegungen einzulegen. Alternativ soll er zwischendurch andere Bewegungen machen. Wenn jemand bei der Arbeit am Computer mit der Maus merkt, dass seinen Bewegungen Lotdurchgänge fehlen, sollte er sich einfach kurz einer anderen Tätigkeit widmen. Sich zum Beispiel einen Kaffee holen oder die eingegangene Post öffnen. Sollte der Lotdurchgang durch emotionalen Druck verhindert werden, hilft es, die Handlung zu unterbrechen und an etwas Schönes zu denken. Oder über etwas zu lachen.

Haben Sie nach einer Fahrradtour Knieschmerzen, hatten Sie wahrscheinlich keine Lotdurchgänge. Oder zu wenige davon. Ich habe schon erlebt, dass Patientinnen durch die gestörte fasziale Funktion sogar Kniegelenkergüsse hatten. Und das, ohne an einer Arthrose oder einem Kniebinnentrauma zu leiden. Hier führten fehlende Lotdurchgänge zu einem faszialen Spannungsaufbau am Knie, dadurch zur Kapselreizung und so schließlich zur Ergussbildung.

Bekommt ein Jogger nach dem Laufen Fersenschmerzen, wäre es ein Fehler, mit einer Fersensporneinlage auch noch den letzten Rest an möglichen Lotdurchgängen zu verhindern. Besser ist es, den Bewegungsablauf zu perfektionieren, um Lotdurchgänge einzubauen. Dazu nehmen sich Sportler am besten einen Trainer oder gehen zu einer Physiotherapeutin.

Für einen Lotdurchgang darf das Fasziale Organ nicht blockiert sein

Manchmal sind Lotdurchgänge aufgrund anderer faszialer Störungen nicht mehr möglich. Dann muss man zuerst diese Störungen beheben. Denn natürlich funktioniert der Lotdurchgang nur, wenn das Fasziale Organ in dem Bereich, in dem die Bewegung ausgeführt wird, nicht blockiert ist. Auf meiner Website präsentiere ich den Fall eines professionellen Dartspielers, der in einem Video drastisch schildert, wie er die Bewegungsabläufe beim Spielen nicht mehr rund – also mit Lotdurchgang – hinbekommt. Bei ihm stellte sich heraus, dass er einen Zahnherd hatte, wodurch fasziale Rezeptoren an einem Zahn »anschlugen«, was als Reaktion darauf wiederum zu Blockaden im Wurfarm führte. Durch diese Blockaden waren ihm flüssige, ästhetische Würfe nicht mehr möglich. Seit der Zahn saniert ist, funktioniert alles wieder bestens.

Bei Bewegungen wie im Handwerk, beim Sport oder beim Spielen eines Musikinstruments kann ich folgendes Vorgehen empfehlen: Entwickelt ein Ungeübter bei einer Tätigkeit fasziale Symptome, sollte er erst einmal langsamer arbeiten, trainieren beziehungsweise üben und bei seinen Bewegungen auf Lotdurchgänge achten. Es reicht oft schon, die Tätigkeit öfter zu unterbrechen und sich einmal zu strecken, oder zu strecken und dabei zu gähnen, denn damit löst man Blockaden. Ist das geschehen, kann so lange weitergeübt werden, bis ein Kleinhirnprogramm der Bewegung entstanden ist, das es ermöglicht, die gleiche Bewegung immer und immer wieder zu machen, ohne in die Blockade zu laufen. Ist das Programm einmal da, darf alles auch schneller gehen. Übrigens sah ich neulich sogar einen Frosch, der sich streckte und dabei gähnte. Tricks, um fasziale Blockaden zu lösen, sind also anscheinend schon sehr früh in der Evolution entstanden.

Zeigt ein Geübter plötzlich Schwierigkeiten in Bewegungsabläufen, die er vorher mit Lotdurchgang stundenlang machen konnte, muss man nach Ursachen der dafür verantwortlichen faszialen Störung suchen. Denn fehlende Lotdurchgänge machen Blockaden mit all ihren Folgen – umgekehrt verhindern Blockaden aber eben auch per se Lotdurchgänge.

Häufig wird Fehlsichtigkeit als Ursache gestörter Lotdurchgänge übersehen. Im Vordergrund steht hier die sogenannte Winkelfehlsichtigkeit. Die betroffenen Patienten und Patientinnen schielen ein wenig, ohne dass man dies von außen erkennt. Ihre Augen weichen in manchen Stellungen oder Situationen, beispielsweise bei Müdigkeit, von den erforderlichen Achsen des dreidimensionalen Sehens ab. Weil dann Doppelbilder entstehen, schaltet das Hirn ein Auge ab. Die Patienten sehen deshalb nur noch zweidimensional und können sich nicht mehr sicher im Raum bewegen. Sie stoßen sich häufig an übersehenen Tischkanten oder anderen Gegenständen und berichten, sie hätten ständig blaue Flecken. Weil es mit einer Winkelfehlsichtigkeit schwer ist, sich entspannt und locker zu bewegen, verspannen die Patienten und haben keine Lotdurchgänge mehr. Migräne und andere Kopfschmerzformen rühren häufig, besonders bei Kindern, daher.

Störungen wie die Winkelfehlsichtigkeit kann man mit einer sogenannten Yoked-Prism-Brille diagnostizieren. Die Gläser dieser Brille bestehen aus zwei Prismen, die den Raum optisch verschieben. Setzt man diese Brille auf, verspannt man sofort und fühlt sich wie unter einem Joch – deshalb der englische Name »yoked«, was auf Deutsch »unterjocht« bedeutet. Winkelfehlsichtige, die mit der Brille auf einer Linie laufen müssen, werden instabil und torkeln wie betrunken. Gesunde dagegen kompensieren die Raumverschiebung im Gehirn und laufen trotz der Brille recht stabil auf der Linie. Den winkelfehlsichtigen Patienten kann man mit Augenübungen helfen sowie mit Brillen, welche die Winkelabweichung kompensieren. Übrigens kann man auch hier das Pferd wieder von hinten aufzäumen: Blockaden führen nämlich selbst wiederum zur Verschlechterung der Winkelfehlsichtigkeit. Fasziale Blockaden haben übrigens auch andere Sehstörungen zur Folge, wie zum Beispiel Mouches volantes, bei denen Patienten weiße Flecken durch ihr Gesichtsfeld huschen sehen – und dann oft gleich an einen Schlaganfall denken.

Nun habe ich vier Stunden an diesem und dem Vorkapitel geschrieben, und das in der kalten Küche eines Hauses in der Nähe von Mantua. Eigentlich hatte ich mir vorgestellt, draußen bei Sonnenschein zu schreiben, denn es ist Mai und da ist das Wetter in der Lombardei normalerweise schon recht warm. Gerade merke ich, wie ich wegen der Kälte, des dunklen Himmels, des zu hohen Küchentischs und der vier Stunden am Laptop »Nacken« bekomme. Die Lotdurchgänge flutschen nicht mehr. Höchste Zeit, eine Kaffeepause einzulegen!

KAPITEL 6

Was krank macht: störrisches Gewebe

Vor den modernen Möglichkeiten zur Untersuchung der Lungenfunktion mittels Bildgebung, Diffusionsmessung und anderer Verfahren gab es während der Zeit meines Studiums die Messung der sogenannten Lungencompliance. Das englische Wort »compliance« bedeutet wörtlich »Einhaltung« oder auch »Genügen einer Anforderung«. In der Wirtschaft beschreibt Compliance, inwieweit sich ein Unternehmen an die geltenden Regeln und Gesetze hält. Mit »Lungencompliance« meint man in der Medizin die Fähigkeit der Lunge, den Bewegungen des Brustkorbs zu folgen, der die Atempumpe bewegt.

Ist die Lungencompliance hoch, bedeutet dies, dass das Lungengewebe ohne großen Kraftaufwand durch die Atemmuskeln mit Luft gefüllt werden kann. Das Gewebe ist also gesund und elastisch. Bei der Messung der Lungencompliance wird der erforderliche Druck zur Füllung der Lunge in Relation zum Füllvolumen gesetzt. Kriegt man nur mit viel Druck Luft in die Lunge, ist das Organ steif und durch Entzündungen verändert. Es mangelt also an Lungencompliance, und man nennt die Lunge dann »incompliant«. Umgangssprachlich könnte man sagen, das Organ ist störrisch geworden und macht nicht mehr, was es soll. Mit der Messung der Lungencompliance erfasste man früher das Stadium von Lungenfibrosen oder auch von Stauungslungen, wie sie bei Herzschwächen entstehen. Heute verwendet man diesen Wert nicht mehr, weil man bessere Verfahren der Gewebebeurteilung hat.

Mir fiel irgendwann auf, dass steife Lungen zu Blockaden führen und in deren Folge zu Thorax-, Nacken- und Kopfschmerzen sowie weiteren faszialen Schmerzen und Funktionsstörungen. Ich hatte sogar einmal eine Asthmatikerin, die immer im Frühling, wenn ihr allergisches Asthma durch den Pollenflug besonders stark war, nicht etwa wegen Atemnot, sondern wegen massiver Beinschmerzen in die Praxis kam. Diese Beinschmerzen waren faszial, nämlich durch fasziale Rezeptoren des Thorax ausgelöst, die Alarm schlugen, weil das Atmen zu viel Kraft benötigte. Mit der Therapie des Asthmas waren immer auch die Beinschmerzen sofort behoben.

Heute habe ich die »Compliancestörung« als auslösendes Prinzip faszialer Symptome von der Lunge auf sämtliche Organe erweitert. Nach dem fehlenden Lotdurchgang haben wir hiermit also den zweiten physischen Auslöser faszialer Störungen.

Wenn ein Organ der Bewegung nicht mehr leicht folgen kann

In einem bewegten Organismus müssen sämtliche Teile den Bewegungen leicht und geschmeidig folgen. Das macht flüssige Bewegungsabläufe möglich und spart zudem noch Energie. Kann ein Organ nicht mehr leicht folgen, weil es eine Veränderung hat, die seine Beweglichkeit mit dem Gesamtorganismus in seiner faszialen Matrix behindert, stört dies die fasziale Funktion. Ich verstehe die Organcompliance also als Relation der Kraft, die aufgebracht werden muss, um ein Organ mit dem Körper zu bewegen.

Ist beispielweise der Darm gesund, nicht überbläht oder gar entzündet, liegt er entspannt in der Bauchhöhle und passt seine Lage darin stets leicht und ideal den Bewegungen des Körpers an. Wer schon einmal bei einer Operation einen Darm anfassen konnte, weiß, was ich meine. Es ist unglaublich, wie gut Darmschlingen gegeneinander gleiten. Man hat große Schwierigkeiten, sie überhaupt festzuhalten. Ist ein Darm jedoch überbläht, weil ein Patient ein gestörtes Mikrobiom hat, auf Nahrungsmittel allergisch reagiert oder sein Darm wegen vorangegangener Operationen mit der Bauchwand verklebt ist, flutscht er nicht mehr gut. Diese Verklebungen nennt man »Adhäsionen«. Solche Darmveränderungen stören Bewegungen, die jetzt mehr Kraft erfordern, weil der Darm, sagen wir, bei einer Rumpfbeugung mit mehr Aufwand in die richtige Position gebracht werden muss. Der Darm ist also weniger »compliant«. Solche Störungen beim Darm führen sehr häufig zu Hexenschüssen oder anderen Beschwerden.

Wie bereits mehrfach erwähnt, verbindet das fasziale Synzytium alles mit allem. Deshalb können sich Symptome von Störungen oft an Orten zeigen, die mit dem Auslöser nichts gemein haben. Man darf also nie örtlich denken! Ein vermeintlicher Fersensporn kann seinen Auslöser in einer Adhäsion nach einer Blinddarmentzündung haben.

Auch Nierenzysten bedeuten eine Reduktion der faszialen Organcompliance, weil sie die Mitbewegung der Nieren in ihrem Faszienlager stören. Gleiches gilt für steife Fettlebern und erst recht natürlich für Operationen, welche die normale Anatomie verändern. Ich sehe fasziale Störungen oft bei Patienten mit Magenbypass, ausgelöst durch die reduzierte Darmcompliance. Diese Patienten müssen meist kontinuierlich manualtherapeutisch behandelt werden, denn die Operation ist irreversibel.

Vor ungefähr sechs Wochen kam eine Patientin von weither in meine Praxis, die seit fünf Jahren vor Schmerzen verging. Sie war selbst Ärztin und konnte kein normales Leben mehr führen. Alle möglichen Schmerztherapien hatten bei ihr keine Verbesserung gebracht. Sie hatte überall und immer Schmerzen. Ihre bisherige Diagnose lautete »Fibromyalgie-Syndrom«, das ist eine chronische Schmerzerkrankung. Was war dieser Frau passiert?

Übrigens, die Frage nach dem, was dem Patienten oder der Patientin passiert ist, ist unglaublich wichtig! 80 Prozent der Informationen, die zur Stellung einer Diagnose erforderlich sind, kommen aus der Krankengeschichte, der »Anamnese«. Nur dürftige 20 Prozent stammen aus Untersuchungsverfahren. Ich würde sogar sagen, dass 90 Prozent aus der Anamnese kommen. Sämtliche Untersuchungen dienen dann meist nur noch der Diagnosesicherung. Sie als Patient sind also bei einem Therapeuten immer dann sehr schlecht aufgehoben, wenn dieser Sie nicht befragt, Ihnen keine Zeit zum Erzählen Ihrer Geschichte lässt oder Ihnen gar nicht zuhört. Bitte suchen Sie sich dann jemand anderen.

Was also war passiert? Die Patientin war fünf Jahre zuvor auf einer Bergtour von einem Grat abgerutscht und beinahe in die Tiefe gestürzt, hätte sie nicht in letzter Sekunde ihren Bergstock in den Abhang gerammt und sich daran festgehalten. Bis zu ihrer Rettung hingen sie und ihr Leben über Stunden in der Kälte an dem Stock, an den sie sich über dem Abgrund klammerte. Seit diesem Tag hatte sie besagte Schmerzen.

Als sie bei mir war, stellte ich über Knotenschnelltests, auf die ich später in diesem Buch noch kommen werde, eine Störung im oberen und unteren thorakalen Knoten fest. Bei der Lungenfunktion zeigte sich dann, dass die Vitalkapazität um 40 Prozent reduziert war. Die Vitalkapazität ist das Luftvolumen, welches die Lunge bei maximaler Einatmung aufnehmen kann. Die Lungencompliance war also eingeschränkt. Bei den Laboruntersuchungen fand sich später ein Hinweis auf eine Lungeninfektion durch Mykoplasmen. Das sind Bakterien, die sich in den Lungenzellen verstecken und deshalb durch unser Immunsystem nur schwer zu bekämpfen sind. Jeder kommt irgendwann in seinem Leben wahrscheinlich einmal mit Mykoplasmen in Berührung, kann diese aber mit einem gesunden Immunsystem abwehren.

Ich denke, das war auch bei dieser Patientin so. Als sie nun aber über Stunden über dem Abgrund hing, versagte ihre fasziale Funktion. Sie hatte große Angst und klammerte sich verkrampft an den dünnen Stock, von dem ihr Leben abhing. In dieser extremen Stresssituation konnte der Infekt zuschlagen und sich ausbreiten. Mykoplasmen machen übrigens sogenannte »atypische Lungenentzündungen«. »Atypisch« deshalb, weil die Patienten nicht so richtig krank sind, oft kein Fieber oder andere Infektanzeichen haben und man die Entzündung beim Abhören nicht wahrnimmt.

Zunächst behandelte ich die Patientin, indem ich sie chirotherapeutisch deblockierte. Danach war sie für einen ganzen Tag völlig ohne Schmerzen. Anschließend war alles wieder beim Alten. Eine KLINEA-Behandlung brachte ebenfalls nur Beschwerdefreiheit für einen Tag, beide manuellen Therapien waren aber immerhin der Beweis, dass diese Patientin wieder beschwerdefrei sein konnte. Allein so etwas gibt Anlass zur Hoffnung. Ich behandelte anschließend die atypische Lungenentzündung und gab gleichzeitig ein Cannabispräparat. Einmal nimmt dies gut fasziale Schmerzen, gleichzeitig hat es günstige immunologische Eigenschaften, die die Patientin gut brauchen konnte. Danach beschrieb sie ihre Schmerzintensität mit nur noch 40 Prozent gegenüber dem Zeitpunkt vor Beginn der Behandlung. Während ich dieses Buch schreibe, ist die Therapie noch nicht abgeschlossen.

Die Lunge ist für Compliancestörungen besonders anfällig. Das möchte ich mit diesem Fall besonders unterstreichen. Der Grund dafür ist, dass die Lungenfunktion von der Thorax- und Zwerchfellpumpe direkt mechanisch anhängig ist. Vereinfacht gesagt heißt das, unsere Lunge funktioniert ähnlich wie ein Blasebalg, der sich nicht von selbst bewegt, sondern von außen »bedient« wird.

Ein kurioser Fall – der die medizinische Fachwelt nicht interessierte

Einen der aufschlussreichsten Fälle einer Compliancestörung erlebte ich im Jahr 2020. Damals kam ein zu der Zeit dreißigjähriger Patient wegen Abszessen und Furunkeln an den Innenseiten der Oberschenkel zu mir. Diese eitrigen und schmerzhaften Entzündungen quälten ihn seit drei Jahren. Der Mann war leidenschaftlicher Fahrradfahrer gewesen und konnte seinen Sport jetzt praktisch nicht mehr ausüben. In der Hautklinik des Klinikums Nürnberg hatte man ihm zuletzt eine autologe, also mit körpereigenem Gewebe durchgeführte Hauttransplantation vorgeschlagen. Man hielt die Störung für ein »Pyoderma gangrenosum«. Wobei wir wieder einmal bei Hägar dem Schrecklichen wären, denn »Pyoderma gangrenosum« heißt auf Deutsch einfach nur »Haut in Flammen durch gewebszerstörende Entzündungen«. Es sollten also die betroffenen Hautareale herausgeschnitten und durch Verpflanzung mit Haut aus gesunden Regionen ersetzt werden. Der Patient schreckte davor zurück und kam stattdessen in meine Praxis.

Zunächst vermutete ich bei dem Patienten eine immunologische Störung und führte deshalb eine Darmsanierung durch. Allerdings ohne Erfolg. Auch alle anderen Maßnahmen, wie Antibiotika und lokale Medikamente, brachten keinen Durchbruch. Allerdings beobachtete der Patient immer eine zeitweise Verbesserung, nachdem ich die sogenannten Lumbalsegmente der Wirbelsäule chirotherapeutisch deblockiert hatte. Diese Beobachtung brachte mich zu der Vermutung, dass es sich bei der Hautabwehrschwäche um eine faszial ausgelöste, regionale Störung der Immunität handelte. Ich schickte den Patienten, der nach einer Deblockierung bereits nach einigen Tagen wieder Gelosen in Serie entwickelte, zur manuellen Therapie in Kerstins Praxis. Annalena, die behandelnde Therapeutin, rief mich nach der zweiten Behandlung des Patienten an, um mir mitzuteilen, dass sie eine Narbe, genauer gesagt eine Osteosynthesenarbe des Schlüsselbeins, bei dem Patienten bemerkt hatte. Diese Narbe löste aus dem oberen »thorakalen Knoten« heraus eine fasziale Störung aus. Und die wiederum war der Auslöser für die Entzündungen der Haut.

Als ich den Patienten auf die Narbe ansprach, erfuhr ich, dass er drei Jahre zuvor vom Fahrrad gestürzt war und sich das rechte Schlüsselbein gebrochen hatte. Kurz nach der operativen Versorgung war es dann zu den Furunkeln und Abszessen an den Beinen gekommen. Ausgelöst durch die OP-Narbe, wie wir jetzt wissen. Diese Geschichte zeigt in beeindruckender Weise, wie wichtig die fasziale Funktion für praktisch alle Abläufe in unserem Organismus ist. Außerdem wird auch klar, wie wertvoll der direkte Austausch zwischen Physiotherapeutinnen und Ärzten für Diagnose und Therapie ist. Mir war die Narbe nie aufgefallen, weil der Patient sich in meiner Praxis nicht entkleidete. Der Physiotherapeutin, die nicht nur mein fasziales Knotenmodell kennt, sondern sogar Dozentin für die KLINEA-Ausbildung in unserer Akademie ist, erkannte den faszialen Kontext der Hauterkrankung sofort. Der Patient wird nun regelmäßig an der Narbe manualtherapeutisch behandelt und ist seither gesund.

Ich finde diesen Fall nicht nur kurios, sondern auch für die Medizin hochinteressant. Eine Narbe bedeutet eine Compliancestörung der Haut, die in ihrer Verschieblichkeit reduziert ist und Bewegungen nur noch erschwert folgen kann. Es kommt hierdurch zum faszialen Alarm, der als Folge einer Serienblockade zu Störungen der Homöostase zum Beispiel am Bein führen kann.

Übrigens wollte ich den Fall in einer renommierten Fachzeitschrift veröffentlichen. Das Blatt hatte schon mehrere Beiträge von mir gedruckt, deshalb war ich guter Dinge, dass die Geschichte für die Redaktion interessant wäre. Ich bekam allerdings eine Absage, in der stand:

Lieber Herr Eichinger,
vielen Dank für die Zusendung Ihres Manuskriptes »Furunkulose und Fasziales Organ«. Der Beitrag hat inzwischen das interne Begutachtungsverfahren [an dem einige Medizinprofessoren beteiligt sind, der Autor] durchlaufen.

Wie Herr H. Ihnen ja schon mitteilte, ist der Beitrag zu lang und komplex für die Rubrik »Blickdiagnosen«. Wir haben ihn dann als Fortbildungsbeitrag weiter in den Begutachtungsprozess gegeben.

Leider wurde auch dort Ihr Manuskript zur Publikation abgelehnt. Prinzipiell ist es ein interessantes Thema, nach Begutachtung wurde dies aber als Einzelkasuistik in unserem Magazin nicht akzeptiert, da die genannte Therapie sich sehr von anerkannten bzw. nachvollziehbaren Therapien unterscheidet …

Ich finde, diese Absage lässt tief blicken. Die Wege zur Erkenntnis sind auch in der Medizin verschlungen. Der Patient ist allerdings noch heute froh, keine Hauttransplantation benötigt zu haben.

Narben sind überhaupt tückisch. Vor Jahren habe ich einer Patientin einen Hauttumor an der Schulter entfernt. Irgendwann bekam sie Kopfschmerzen, die sich durch die Narbe aufbauten. Seither unterspritze ich die Narbe immer wieder mit Xylocain, einem Lokalanästhetikum, das die faszialen Rezeptoren des Gebietes für einige Zeit abschaltet und die fasziale Reaktion normalisiert. Die Patientin ist damit wieder komplett beschwerdefrei.

An dem Beispiel sieht man gut, wie eine Narbe oft erst nach einiger Zeit auf der faszialen Ebene relevant wird. Besonders Kaiserschnittnarben bei Frauen erzeugen oft erst nach Jahren fasziale Blockaden. Ich denke, das liegt an der Alterung unseres ZNS. Es rechnet Fehler irgendwann nicht mehr so effizient heraus.

Kerstin Klinks Physio-Blick

Narben können fasziale Blockaden erzeugen, wie Sie in diesem Kapitel von Rolf bereits gelesen haben. Bei Operationen wird man Narbenbildung deshalb so gut es geht reduzieren wollen. Minimalinvasive Eingriffe haben den Vorteil, dass sie kleinere Narben hinterlassen. Aber Vorsicht! Gerade weil man nur wenig sieht, wird gerne vergessen, dass das Skalpell oder die Redondrainage (zur Ableitung der Wundsekrete) trotzdem tief im Gewebe waren. Auch kleinere oder blasse, unauffällige Narben können in der Tiefe für eine Compliancestörung sorgen.

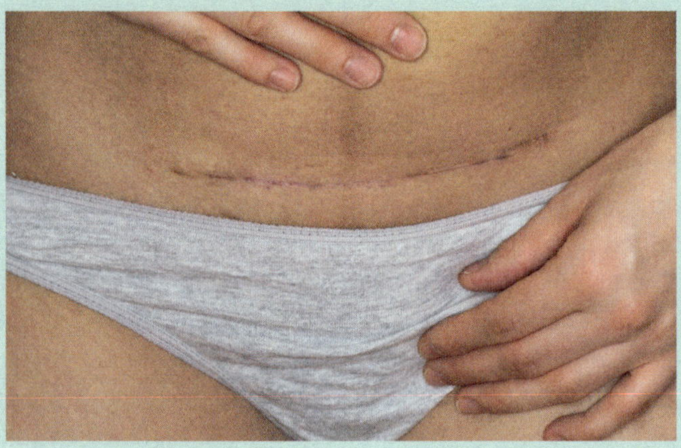

Abbildung 6: Eigene Darstellung nach Kerstin Klenk

Sehen wir uns zunächst einmal die Narbenbildung genauer an. Sie durchläuft folgende Phasen:

In der *Entzündungsphase* ist die Narbe noch warm, gerötet und geschwollen. Es besteht Infektionsgefahr! Bitte vermeiden Sie Vollbäder, Saunagänge, direkte Sonneneinstrahlung und starken Zug auf das Gewebe. Und vor allem: Kratzen Sie nicht!

Es dürfen vorsichtige Mobilisationen durch einen Therapeuten vorgenommen werden, um den Heilungsprozess anzuregen.

Es folgt die *Proliferationsphase*: Die Narbe ist noch gerötet, weil sie von Blutgefäßen durchzogen wird. Vorgehen: wie oben. In dieser Zeit werden häufig die Fäden gezogen.

In der *Umbauphase* (nach ca. drei Wochen) wird die Narbe blasser. Nun sind festere Mobilisationen an der Narbe entlang und zu ihr hin möglich. Auch Narbensalben sind ab jetzt erlaubt.

Wie steht es aber mit der Eigenbehandlung von Narben? Manuelle Narbenmobilisation sollte ein selbstverständlicher Teil physiotherapeutischer Behandlungen sein, wenn die Narben Störungen verursachen. Aber auch als Hausaufgabe für den Patienten eignen sie sich hervorragend. Ich empfehle hierbei keine Creme, da sonst die benötigte Haftung im Gewebe verloren geht.

Hier verrate ich Ihnen einige Griffe:

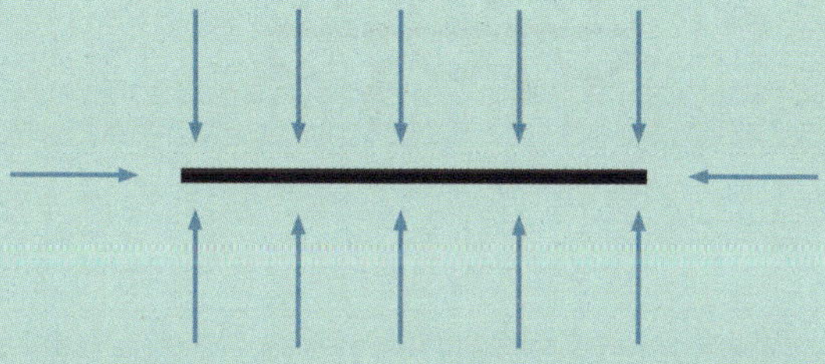

Abbildung 7: Eigene Darstellung nach Kerstin Klenk

Legen Sie Ihren Finger neben die Narbe. Schieben Sie (vorerst noch ohne Druck) das Gewebe in Richtung Narbe, sodass die Narbe sich verformt. Wiederholen Sie diesen Vorgang rund um das Narbengewebe. Wenn diese Technik keine Beschwerden verursacht, versuchen Sie es bei der nächsten Runde mit etwas mehr Druck und tiefer im Gewebe.

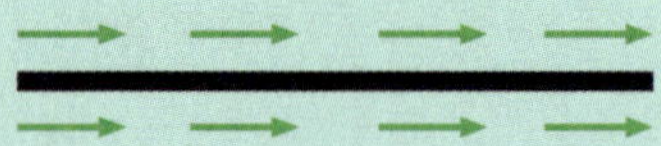

Abbildung 8: Eigene Darstellung nach Kerstin Klenk

Legen Sie einen Finger rechts und einen Finger links an das Ende der Narbe und verschieben Sie das Gewebe gleichzeitig parallel zur Narbe. Stück für Stück arbeiten Sie sich nun über die gesamte Länge weiter. Dann das Gleiche in der entgegengesetzten Richtung. Auch hier beginnen Sie am besten zunächst oberflächlich, bevor Sie später mehr in der Tiefe arbeiten.

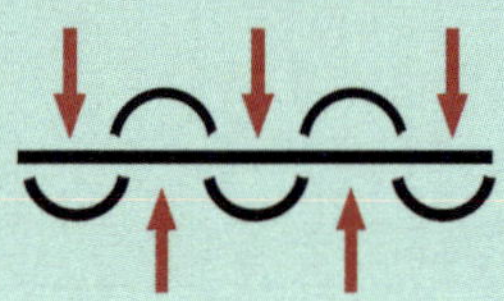

Abbildung 9: Eigene Darstellung nach Kerstin Klenk

Bei älteren Narben können Sie folgende Technik bedenkenlos anwenden, bei frischen Narben ist noch etwas Vorsicht geboten: Legen Sie zwei Finger im Abstand von ca. zwei Zentimetern neben die Narbe. Ein Finger befindet sich auf der Gegenseite. Verschieben Sie nun die Narbe gegeneinander, sodass diese ein »U« bildet. Wiederholen Sie auch diesen Vorgang wiederum in der gesamten Länge.

Ist Ihre Narbe in einem reizlosen Zustand vollständig verheilt und das Grind abgefallen, können Sie selbst etwas gegen »störrisches Gewebe« tun. Auch alte, wulstige Narben profitieren von einer Behandlung, weil sie geschmeidiger werden. Fasziale Störmuster werden aufgelöst und die Narben-Compliance verbessert sich.

In Fällen von leichten bis mittelschweren Blockaden helfen Gittertapes, auch »Crosslinge« genannt, erstaunlich gut. Diese zu applizieren ist kein Hexenwerk, da können Sie gerne selbst Hand anlegen. Aber erst, wenn die Wunde vollständig verheilt und das Grind abgefallen ist.

Es gibt Gittertapes in verschiedenen Größen in Apotheken und Drogeriemärkten oder im Internet zu kaufen. Für kleinere Narben sollten Sie die kleineren Gittertapes anwenden, da die Webstruktur hier feiner ist. Diese kleinen Pflasterchen, sondern kein Medikament ab, sondern wirken ausschließlich über Druck und Zug an der Hautoberfläche und das Erregen der Mechanorezeptoren der Faszien. Der Länge und Breite nach sind sie starr und unflexibel, in der Diagonale jedoch dehnbar.

Hier die genaue Anleitung: Die Haut sollte sauber und fettfrei sein. Lösen Sie das Tape vom Papier und fassen Sie es an einer Ecke an, gerne auch mit einer Pinzette. Manchen Fabrikaten liegt sogar eine Plastikpinzette bei. Spannen Sie die Narbe nun etwas. Liegt die Narbe über einem Gelenk, so strecken Sie das Gelenk, um Zug auf die Narbe auszuüben. Halten Sie den Crossling nun einen Zentimeter über der Narbe und bewegen Sie ihn in diesem Abstand etwas hin und her. Mit etwas Glück können Sie beobachten, dass das Tape wie von Zauberhand von ihrem Gewebe angesaugt wird. Auch das ist wohl ein fasziales Phänomen. Kleben Sie nun das Gitterpflaster genau an diese Stelle und reiben Sie mit der Hand schnell darüber. Durch diese Reibung wird etwas Wärme erzeugt, was den Klebstoff zusätzlich aktiviert. So hält das Pflaster länger. Lassen Sie das Pflasterchen so lange aufgetragen, bis es sich von selbst löst. Sie können damit duschen, baden und Sport treiben.

Häufig unerkannte chronische Unterleibsschmerzen bei Frauen

Zum Abschluss dieses Kapitels präsentiere ich Ihnen noch einen Fall, den ich als besonders wichtig erachte, weil die darin vorkommende Störung kaum bekannt, aber sehr häufig ist: Es ist das Pelvic Congestion Syndrome (PCS), das bei Frauen zu chronischen Schmerzen im Rücken und meist nicht im Unterleib führt. Ich habe den Fall damals publiziert und zitiere hier noch einmal den originalen Text meiner Veröffentlichung.[8]

Vor ca. einem Jahr bekam ich eine Patientin, 42 Jahre alt, zwei Kinder, schlank und völlig gesund, die seit ca. zehn Jahren an massiven Leistenschmerzen nach längerem Sitzen oder Arbeiten im Hocken litt. Sie könne wegen dieser Beschwerden keine längeren Autofahrten durchstehen und fahre deshalb seit Jahren nicht weiter weg in Urlaub. Wegen dieses Hinweises auf ein venöses Geschehen veranlasste ich eine NMR-Angiographie der Beckenvenen. Hier zeigten sich ausgeprägte ovarielle Varizen [= Krampfadern der Eierstockvenen]. Die Diagnose stand hiermit fest:

Pelvic Congestion Syndrome – eine Erkrankung, unter der ca. 15 % aller Frauen leiden.

Vermittelt werden die Beschwerden wie alles, was wir fühlen, über die Sensoren des Faszialen Organs. Die Complianceänderung der gestauten inneren Genitalien kann über neuronale Verschaltungsbögen zur Aktivierung von Nozizeptoren unterschiedlicher Regionen führen. Unter Compliancereduktion verstehe ich die Reduktion von Strukturen durch eine Elastizitätsverringerung, den Körperbewegungen zu folgen. Meiner Meinung nach ist das die häufigste Ursache faszialer Störungen.

Nachdem die varikösen Ovarialvenen [...] mit Spiralen sklerosiert [= verschlossen] wurden, war meine Patientin beschwerdefrei.

Diese Patientin entwickelte allerdings die Symptome zwei Jahre nach dem Verschluss der Venen mit den genannten Metallspiralen wieder. Das erging einigen meiner Patientinnen mit Pelvic Congestion Syndrome so. Ich schicke die Frauen deshalb heute oft zur Entfernung der Gebärmutter. Ist diese weg, gibt es auch keine Krampfadern im kleinen Becken mehr.

Die Operateure berichten mir häufig, dass das Bauchfell im kleinen Becken, wo die Eierstöcke und die Gebärmutter sitzen, förmlich verschwielt erscheint, weil es sich durch die venöse Einstauung und die daraus resultierende Unterversorgung narbig verändert hat. Man kennt das auch von den Hautveränderungen am Bein bei Beinvenenleiden. In den USA wird inzwischen geschätzt, dass 70 Prozent der Rückenschmerzen bei Frauen über vierzig durch ein Pelvic Congestion Syndrome verursacht werden.

»Störrisches Gewebe« kann also häufig Krankheiten auslösen. Dabei können die faszialen Zusammenhänge, wie Sie gesehen haben, überaus komplex und manchmal geradezu überraschend sein.

In diesem Kapitel haben Sie verschiedene Compliancestörungen und damit physische Auslöser faszialer Störungen kennengelernt. Es gibt aber noch einen dritten solchen Auslöser, um den es im nächsten Kapitel gehen soll.

KAPITEL 7

Was krank macht: immer dasselbe

Sicher kennen auch Sie den berühmten »Zug« und seine Folgen. Man schläft als Beifahrer bei langen Autofahrten am leicht geöffneten Fenster ein und kann beim Erwachen den Hals vor Schmerzen nicht mehr drehen. Natürlich hat das bisschen Wind nicht zu einer Entzündung geführt und auch sonst ist nichts verletzt. Die Zugluft hat lediglich bewirkt, dass das Fasziale Organ wie irre Schmerzrezeptoren aktiviert, um die Halsregion aus dem Rennen zu nehmen. Auch Faszien bauen Mist, aber das wussten wir ja schon.

Ähnlich wie der Zug wirkt die berüchtigte chinesische Wassertropfenfolter. Bei ihr lässt der Folterknecht dem armen gefesselten Opfer in immer gleicher Frequenz einen Wassertropfen auf den geschorenen Kopf fallen. Nach kurzer Zeit hat der Gefolterte derartige Schmerzen, dass er alles gesteht.

Was haben der Zug und die Wassertropfenfolter gemeinsam? Beide geben einen immer gleichen Input auf fasziale Merkel-Hautrezeptoren, das sind Sinneszellen der Haut, die den Druck messen. Das Fasziale Organ meldet die Auffälligkeit unserem Gehirn – und das Hirn mag so etwas überhaupt nicht! Weil es zu Recht meint, da stimme etwas nicht. Also ordnet es an, die betreffende Region aus dem Schussfeld zu nehmen.

Immer gleiche neuronale Reize über einen längeren Zeitraum können also krank machen. Ich bezeichne deshalb das dritte Prinzip der physischen Auslöser faszialer Erkrankungen als Repetitiven Neuronalen Input, abgekürzt RNI.

Warum die Träger bei einem BH nicht zum Tragen da sind

Ein Grund für die übertriebene Reaktion unseres Faszialen Organs und unseres zentralen Nervensystems (ZNS) auf repetitive, also sich wiederholende Reize könnte darin bestehen, dass Gleichförmigkeit in der Natur ungewöhnlich ist und deshalb oft Anlass zur Sorge gibt. Ein steinzeitlicher Jäger konnte nachts wahrscheinlich ganz gut schlafen, solange es aus der Umgebung chaotisch tönte. Hob sich jedoch von den Naturgeräuschen der Nacht das gleichförmige Trittgeräusch eines sich nähernden Raubtiers ab, war es sinnvoll aufzuwachen. Ich weiß, das Beispiel ist etwas konstruiert, aber Sie verstehen sicher, was ich meine.

Vor einigen Jahren hatte ich eine Patientin, die damals um die vierzig war und seit ihrem zwanzigsten Lebensjahr wöchentlich mehrere schwere Migräneattacken hatte. Sie zeigte keine Auffälligkeiten, bis auf eine Störung des oberen thorakalen Knotens. Es fanden sich keine Narben oder andere Compliancestörungen und es gab auch keinen Hinweis auf fehlende Lotdurchgänge bei einer Tätigkeit, die sie ausübte. Bei der Chirotherapie taste ich immer den Hals und Nacken des Patienten ab, um die Blockadesituation dieser Region zu erfassen. Hierbei fiel mir bei der Patientin auf, dass sich die Träger ihres BHs tief ins Gewebe drückten und dort sogar Dellen hinterließen. Mehr zufällig besprach ich den Fall mit Kerstin, die mir sagte, sie achte stets auf den BH von Frauen, denn sitze dieser falsch, könne das zu Verspannungen führen. Ein BH, erfuhr ich, müsse die Brust allein durch das Brustband tragen. Die Träger verhinderten nur das Rutschen der Apparatur, dürften aber – entgegen dem Wortsinn eines »Trägers« – nichts tragen. Kerstin gab mir schließlich auch die Adresse eines Dessous-Geschäfts, in dem es eine Verkäuferin gebe, die spitze im Anpassen von BHs sei.

In dieses Dessous-Geschäft schickte ich meine Patientin mit einem Überweisungsschein, wie er sonst der Überweisung zu Organfachärzten dient. Und siehe da, einige Wochen später kam die Patientin mit einem perfekt sitzenden BH in die Praxis und war beschwerdefrei. Nach zwanzig Jahren Migräne waren ihre Schmerzen wie weggeblasen. Da fiel mir plötzlich ein, dass ich selbst, wenn ich mit einem schweren Rucksack wandern gehe, immer Kopfschmerzen bekomme, was sicher ebenfalls dem Repetitiven Neuronalen Input im Schulterbereich geschuldet ist.

Der RNI muss allerdings nicht immer über Mechanorezeptoren vermittelt sein. Auch gleichförmige, sich ständig wiederholende kurze Tonsequenzen können einen wahnsinnig machen und Kopfschmerzen auslösen. Genau wie der Schlagschatten eines Windrades, der immer und immer wieder durch das Gesichtsfeld huscht. Selbst eine Geldbörse in der hinteren Hosentasche kann die Ursache faszialer Störungen sein. Fragen Sie mich nicht, wie viele Männer nach längeren Autofahrten Rückenschmerzen haben, weil ihr dickes Portemonnaie stundenlang am Hintern gedrückt hat. Da helfen auch Sportsitze nicht. Vielmehr reicht zur Lösung des Problems das ohnehin vorhandene Mittelkonsolenfach, in das man den Geldbeutel während der Fahrt legt.

Jetzt bin ich doch schon wieder bei den Mechanorezeptoren gelandet, also dann auch weiter damit: Zu enge Mützen oder Haarreife, wie überhaupt auf dem Kopf festgezurrte Frisuren, lösen nicht nur Kopf- und Nackenschmerzen, sondern auch andere fasziale Funktionsstörungen aus, darunter den berühmten Tinnitus. Ich habe durch eigene Erfahrung sogar Ohrenschmalz als Ursache für Kopfschmerzen festmachen können. Nach einem Tauchgang im Urlaub entfernte ich einmal das Wasser in meinen Gehörgängen nicht. Nach Tagen bekam ich Kopfschmerzen, was ich eigentlich nicht kenne, und hörte auf dem einen Ohr auch nicht mehr richtig. Zurück in der Praxis, entfernte mir dann Frau Höppner aus meinem Team einen Ohrenschmalzklumpen, der sich wegen der Reizung durch das Wasser gebildet hatte. Kaum war das Ding draußen, waren meine Kopfschmerzen weg.

Achten Sie deshalb auch auf diese kleinen Lautsprecherknöpfe im Ohr Ihres Kindes, wenn dieses über Kiefer-, Ohr- oder Kopfschmerzen klagt. Und bevor Sie sich Ohrstöpsel in die Gehörgänge stecken, um das Schnarchen Ihres Partners auszuschalten, schlafen Sie lieber auf dem Sofa. Dann allerdings bekommen Sie möglicherweise Rückenschmerzen, weil auch die Zwangslage, in der Sie jetzt liegen müssen, einen RNI bedeutet. Das Leben kann hart sein, wie man sieht.

In unseren Tagen nehmen auch psychische Störungen immer mehr zu, die dazu führen, dass Leute permanent »verbissen« leben. Damit meine ich, dass sie ständig einen erhöhten Bisstonus haben und ihren Kiefer verspannen, was zu einem permanenten Druck auf die zahlreichen Lamellenkörperchen im Zahnhalteapparat führt. Dieser RNI macht Blockaden mit all ihren Folgen. Was Sie dagegen unternehmen können, haben Sie in Kerstins »Physio-Blick« zu diesem Thema bereits gelesen. Da Sie jetzt wissen, was ein RNI ist, verstehen Sie den Gesamtzusammenhang noch besser.

Es ist allgemein bekannt, dass Stress für Hörstürze, Tinnitus und Schwindel, aber auch für alle möglichen Schmerzen verantwortlich sein kann. Schaut man genauer hin, steckt dahinter häufig ein Repetitiver Neuronaler Input. Auch Zahnherde mit ihren Entzündungen oder drückende Weisheitszähne, schlecht sitzende Gebisse oder zu hohe Zahnfüllungen oder Zahnkronen, die den Kieferdruck oft unverteilt abtragen, führen wegen des RNI zu faszialen Problemen.

Kerstin Klinks Physio-Blick

Stillsitzen – das war einmal. Täglich empfehlen wir in meiner physiotherapeutischen Praxis denjenigen Patienten und Patientinnen, die eine »sitzende« Tätigkeit ausüben, aktive Pausen einzulegen, sich dabei zu strecken, zu dehnen und am besten auch einmal zu gähnen. Die meisten Patienten vergessen das schlichtweg. »Sobald ich in meine Arbeit vertieft bin, denke ich nicht mehr daran«, hören wir immer wieder. Verständlich, aber oft fatal. Denn beim Strecken und beim Gähnen, wie es Säuglinge, Katzen, Hunde und viele andere Lebewesen auf diesem Planeten übrigens nach längerer Inaktivität ganz natürlich tun, passiert so einiges, was der Körper braucht. Also lieber den Timer setzen, um einmal pro Stunde erinnert zu werden, als aktive Pausen zu vernachlässigen. Unser Fasziales Organ mag nämlich keine Compliancereduktion der Bewegung und auch keinen Repetitiven Neuronalen Input (RNI) durch Zwangshaltungen. An dieser Stelle muss ich einräumen, dass häufiges Gähnen bei Kundenkontakt falsch verstanden werden kann. Aber Sie finden dafür sicherlich eine Lösung! Acht Stunden vor einem PC zu sitzen, ist meiner Meinung nach jedenfalls keine »artgerechte Haltung« für uns Menschen.

Doch warum ist regelmäßiges Strecken und Gähnen eigentlich so unerlässlich?

Beginnen wir bei unserer Wirbelsäule. Durch das Recken und Strecken in verschiedene Richtungen zentrieren sich die Bandscheiben wieder, falls sie durch ungünstiges Sitzen oder Liegen in Schieflage geraten sind. Auch Wirbelblockaden lösen sich. Durch Strecken wird unser gesamtes Fasziales Organ im Arm-, Brust- und Bauchbereich mobilisiert, was für eine bessere Durchblutung unserer Organe sorgt. Sie erinnern sich an die Erklärung in diesem Buch, dass das Fasziale Organ die Homöostase steuert. An unserer Brustwirbelsäule hängen auch beidseitig Rippen, die ebenfalls mobilisiert werden. Wenn wir jetzt noch unsere Arme heben, trägt das zusätzlich zu einer besseren Beweglichkeit unserer Schultergelenke, Schulterblätter und Schlüsselbeine bei. Denn wann verrichten wir schon Arbeiten über Kopf? Die meisten wiederkehrenden Aktivitäten, wie Computerarbeit, Abspülen, Rasenmähen usw., finden im unteren vorderen Radius statt. Nicht zu vergessen ist das Kiefergelenk mit all seinen Faszien, die durch das Gähnen ein Release, eine Lockerung erfahren.

Und dann ist da noch unser Zwerchfell, das sich beim Gähnen, Seufzen oder aktiver maximaler Einatmung nach unten wölbt, um Platz für die Ausdehnung unserer Lunge zu schaffen. So findet ein äußerst effektiver Gasaustausch in unseren Lungenbläschen statt. Wir versorgen unseren Körper wieder ausreichend mit Sauerstoff, wovon unser gesamter Organismus profitiert. Vor allem das Gehirn, welches sich den Großteil des Sauerstoffs sichert, sollte nach einem herzhaften Gähner wieder bestens funktionieren. Das Zwerchfell wiederum bleibt, wenn immer mal wieder maximal eingeatmet wird, geschmeidig und mobil, weil seine Faszien funktionieren. Das ist vor allem deshalb wichtig, weil verschiedene Strukturen eine Öffnung des Zwerchfells (es erinnert entfernt an die Kuppel eines Zirkuszelts) passieren müssen. Eine davon ist die Speiseröhre. Wird deren Faszienlager durch eine zu hohe Zwerchfellspannung irritiert, kann das zu Sodbrennen, Magendrücken und Völlegefühl führen. Auch die Aorta, die dickste Arterie des Körpers, muss durch dieses Nadelöhr. Mit ihrer Hilfe gelangt mit Sauerstoff und Vitalstoffen angereichertes Blut in die untere Körperhälfte und versorgt diese. Natürlich muss »verbrauchtes« Blut auch wieder nach oben in Richtung Herz transportiert werden, und zwar von den Füßen an immer entgegen der Schwerkraft. Dieses Blut sammelt sich in der dicken Vena cava, die sich ebenfalls durch die Zwerchfellöffnung zwängen muss, aber in diesem Fall vom Unterdruck unterstützt wird, den das Zwerchfell auf das venöse System ausübt. Flache Atmung hemmt also auch den Abtransport des venösen Blutes aus den Beinen, das durch langes Sitzen ohnehin gerne in den Knöcheln versackt.

Einen kleinen Moment bitte, ich muss mich kurz strecken und einmal gähnen, bevor ich weiterschreibe. Jetzt bin ich wieder da!

Vielleicht haben Sie schon einmal etwas vom Vagusnerv gehört, der die vegetativen Stoffwechselvorgänge im Körper steuert und die Schaltstelle zwischen Gehirn und Organen bildet. Er wirkt dämpfend auf unser vegetatives Nervensystem und sorgt somit für eine Grundentspannung. Auch der Vagusnerv profitiert von viel Platz in der Zwerchfellpforte – oder leidet unter deren Enge.

Durch stetige effiziente Zwerchfellarbeit wird außerdem die Peristaltik des Darms angeregt, was uns eine gesunde Verdauung und somit buchstäblich ein »gutes Bauchgefühl« beschert. Unser Gemeingefühl hängt tatsächlich oft an solchen Funktionen. Dass das Zwerchfell auch noch synergistisch, also im engen Zusammenspiel mit unserem Beckenboden arbeitet und nicht nur eine gute Basis für unsere Kontinenz schafft, sondern auch die Durchblutung »da unten« anregt, macht es spätestens jetzt zum Star unter den faszialen Strukturen.

Ich könnte noch lange von unserem Zwerchfell schwärmen, doch dessen Wichtigkeit dürfte Ihnen nach diesem Lobgesang klar sein. Es nimmt unter den Körpergewölben durch seine hohe Dynamik eine Schlüsselstellung ein und definiert außerdem den unteren thorakalen Knoten.

Vom Gehirn bis zum Beckenboden bleibt also alles in Schuss, wenn regelmäßig gestreckt und gegähnt wird – was will man mehr? Oder wie es meine Oma immer wieder sagte: »Oben klar und unten dicht, mehr wünsch' ich mir fürs Alter nicht!«

Hier ein Patientenbeispiel, das Ihnen die Zusammenhänge nochmals verdeutlicht: Eine damals 38-jährige Altenpflegerin und passionierte Reiterin kam vor ca. drei Jahren in meine Praxis, um sich nach KLINEA behandeln zu lassen. Sie litt seit zwei Jahren unter Magenschmerzen, die von ihren Ärzten als »nervös« eingestuft worden waren, da eine Gastroskopie keine Auffälligkeit gezeigt hatte. Ein sogenannter Protonenpumpenhemmer zur Hemmung der Sekretion von Magensäure (Wirkstoff: Pantoprazol) sowie verschiedene Antibiotika gegen Helicobacter (der übrigens nie nachgewiesen wurde) blieben wirkungslos. Die Patientin konnte nur sehr kleine Mengen an Nahrung zu sich nehmen, ohne sich vor Magenschmerzen zu krümmen. Sie wirkte zart, schwach und ging nach vorne geneigt.

Bei der Anamnese stellte sich heraus, dass die Patientin sich bei einem Sturz vom Pferd drei Jahre zuvor mehrere Rippen gebrochen hatte. Sie war acht Wochen lang krankgeschrieben gewesen, da sie mit Rippenbrüchen in der Altenpflege nicht arbeiten konnte. In der Zeit gab sie bei tiefer Einatmung eine subjektive Schmerzintensität von 9 von 10 Punkten (VAS 9) an. Mit anderen Worten: Sie hatte horrende Schmerzen. Ich kürze die Geschichte an dieser Stelle etwas ab: Das Zwerchfell wies eine extrem hohe Spannung auf, welche vermutlich durch lange Inaktivität entstanden war. Bewegungsarmut aufgrund der Schmerzen hatte zu einer Blockade der umgebenden Faszien geführt. Eine solche fasziale Spannung verhindert die Aufrichtung des Oberkörpers. Nun sorgte die Schonhaltung der Patientin im Laufe eines Jahres zu einer Anpassung der betroffenen Strukturen, was den Kreislauf aus Schmerz und Schonung aufrechterhielt. Wenn die Spannung hoch genug ist, werden Magen und Speiseröhre faszial irritiert, was bei ihr zu den beschriebenen Magenschmerzen führte. Die Beschwerden waren also funktionell und nicht durch ein Bakterium ausgelöst. Sie waren auch keiner Schwäche des Schließmuskels am Mageneingang und keinem Geschwür zuzuordnen, weshalb die schulmedizinische Diagnostik hier wahrscheinlich versagt hatte.

Nach der ersten Therapie ging es der Patientin zu 80 Prozent besser, nach der zweiten war sie beschwerdefrei. Ich riet ihr dann zum vorsichtigen Aufbau der Nahrungsmenge und gab ihr die simple Hausaufgabe »strecken und dehnen« mit auf den Weg.

Ein »glückliches« Fasziales Organ führt zu einem gesunden Menschen

Vor langer Zeit war einmal ein Schornsteinfeger bei mir in Behandlung, der eine anhaltende Achillessehnenschwellung hatte. Weil er dadurch nicht mehr lang am Stück gehen konnte, war er bereits fast ein Jahr arbeitsunfähig. Trotz Kortisol-Injektionen, der Gabe von Ibuprofen und Diclofenac sowie orthopädischer Behandlungsversuche verbesserte sich die Symptomatik bei ihm nicht. Ich vermutete einen Zahnherd als Auslöser, aber ein Orthopantomogramm (OPG), also eine Röntgenübersichtsaufnahme, und ein weiteres bildgebendes Verfahren, das NMR, erbrachten in diesem Bereich keinen pathologischen Befund. Erst eine Thermographie, ein bildgebendes Verfahren zur Messung von Oberflächentemperaturen, zeigte eine deutliche Erwärmung an einem Zahn, ohne dass dort von außen Symptome sichtbar gewesen wären. Bei Öffnung des Zahnes ergoss sich viel Eiter. Der Zahn wurde schließlich gezogen, und bereits nach einer Woche war die Schwellung der Achillessehne verschwunden. Ich denke heute, auch dahinter wird ein RNI in der Region gesteckt haben, sehr wahrscheinlich an Rezeptoren des spinothalamischen Systems. »Spinothalamisch« bezeichnet die Nervenbahnen vom Rückenmark zum Thalamus.

Um bei den Zähnen zu bleiben: Auch Zahnspangen verursachen fasziale Störungen. Der Grund ist, dass die mechanische Verschiebung der Zähne einen RNI auslöst. Ich habe fast wöchentlich Kinder in der Sprechstunde, die nach der Nachjustierung der Spange durch den Kieferorthopäden über Ohren- oder Kopfschmerzen klagen und deshalb manchmal vom Wochenenddienst sogar ein Antibiotikum bekommen haben. Dabei waren diese Symptome gar nicht typisch für eine Mittelohrentzündung. Diesen Kindern hilft nur, die Blockaden zu lösen. Ein Hoch auf die Chirotherapie, die Osteopathie und die manuelle Therapie! Diese Therapien führen übrigens auch nicht zu bakteriellen Resistenzen.

Nun habe ich beim Schreiben gerade eine lange Pause gemacht, weil ich zuvor nach fünf Stunden am Laptop Schmerzen zwischen den Schultern bekommen hatte und mein Gemeingefühl zu kippen drohte. Auf der »Visuellen Analogskala«, die man zur Selbsteinschätzung der Intensität von Schmerzen heranzieht, lag mein Schmerz nur bei zwei bis drei, wobei zehn maximale Schmerzen bedeutet hätte. Es war also absolut nicht schlimm. Trotzdem war die Pause wichtig, und sie hat mir gutgetan.

Was war die Ursache für dieses kleine Ungemach? Weil Störungen im Kalotten- und Pharyngealknoten immer besonders ins Gewicht fallen, lohnt es sich, auch die Analyse hier zu beginnen. Ich habe heute ab sieben Uhr in der dunklen, kalten Küche meiner Ferienwohnung gesessen und geschrieben. Draußen regnete es heute früh in Strömen und es hatte nur acht Grad. Außerdem wollte ich beim Manuskript unbedingt vorwärtskommen. Alle diese Voraussetzungen sind ungünstig. Die Unzufriedenheit mit dem Frühlingswetter in Italien, die Kälte und mein Ehrgeiz weiterzukommen führten zusammengenommen zu einer Bisstonuserhöhung mit RNI an meinen Zähnen und einer Compliancereduktion meines Kiefers. Das allein ist schon schlecht. Hinzu kam, dass der niedrige Küchenstuhl keine Lotdurchgänge beim Sitzen und Schreiben ermöglicht, so wie es mein bequemer Bürostuhl in der Praxis tut. Irgendwann schlug das Fasziale Organ Alarm und fing an, Nozizeptoren, also Schmerzsensoren, zu aktivieren. Bei mir waren es glücklicherweise nur einige in der Schulterregion.

Bevor es schlimmer werden konnte, fuhr ich, nunmehr bei Sonnenschein und angenehmen Frühlingstemperaturen, von Mantua hinaus an den Po, um dort einen Spaziergang zu machen. Die Landschaft am Fluss war herrlich! Überall blühte es und es wehte ein lauer Wind, der mir den Geruch der feuchten Auwälder in die Nase trug. Dann hörte ich erst einen Kuckuck und sah gleich darauf aus nächster Nähe einen Fasan, was mir große Freude bereitete. Die Schulterschmerzen verschwanden gänzlich, als ich noch ein sehr nettes Gespräch in einer Käserei hatte, wo ich etwas Käse kaufte. Positive Kontakte zu anderen Menschen sind dem Faszialen Organ absolut förderlich, denn Freude wirkt über die enge Verknüpfung von Seele und Faszien Wunder. Die Seele ist wahrscheinlich unser wichtigstes »Organ«, noch vor den Faszien.

Ich hatte Glück, denn meine fasziale Störung war absolut nicht gravierend. Allerdings habe ich Patienten, die bei längerem Sitzen ebenfalls Blockaden entwickeln und dann Herzklopfen mit Extrasystolen – also Zusatzschlägen – bekommen. Hier schlagen die unwillkürlichen Folgen faszialer Dysfunktion zu. Deblockiere ich solche Patienten, ist auch mit ihrem Herzen alles wieder gut. An diesem Beispiel erkennt vielleicht der eine oder andere Kardiologe, dass sich fasziales Wissen auch in seiner Praxis auszahlen könnte.

Insgesamt lässt sich sagen: Ein »glückliches« Fasziales Organ führt zu einem gesunden Menschen – und weil umgekehrt die fasziale Funktion durch Unglück und Stress gestört wird, lohnt es sich, wenn möglich, Dinge zu tun, die Entspannung und Freude bringen. So hat man größere Chancen, auch sonst gesund zu bleiben. Schließlich ist das Fasziale Organ das Organ der Ganzheitlichkeit und moderiert alle unsere Organfunktionen.

KAPITEL 8

Was krank macht: Kratzer auf der Seele

Nach den drei physischen Auslösern faszialer Störungen wende ich mich nun noch einem vierten, übergeordneten, zu, der am Schluss des vorherigen Kapitels bereits eine zentrale Rolle spielte. Ich spreche von der Psyche.

Im Jahr 2021 waren in Deutschland 18 Prozent aller Krankschreibungen durch psychische Probleme ausgelöst. Wenn man nun noch einen Teil der mit 25 Prozent an den Krankschreibungen beteiligten Gelenk- und Rückenschmerzen dazunimmt, da diese wahrscheinlich mindestens zur Hälfte psycho-faszial bedingt sind, sieht man, wie wichtig die Psyche auch wirtschaftlich ist.

Ich frage meine Patienten und Patientinnen häufig, ob sie glücklich sind, und bekomme nur sehr, sehr selten ein offenes Ja zu hören. Die meisten sind es nicht so recht. Frage ich dann nach Hobbys oder gar Passionen, wird das Eis noch dünner. Ganz viele Menschen kennen weder das eine noch das andere oder haben das Interesse an ihren ursprünglichen Leidenschaften im Lauf der Zeit verloren.

Unter den psychischen Störungen führen depressive Zustände die Rangliste an. Sie sind entgegen landläufigen Vorstellungen meist nicht mit tiefer Traurigkeit verbunden, sondern äußern sich in Schlafstörungen, Angst- und Unruhezuständen sowie noch viel häufiger durch fasziale Schmerzen. Solche Patienten mit seelisch bedingten körperlichen Symptomen werden als »psychosomatisch« bezeichnet und in der Medizin oft auch so abgestempelt. Natürlich nervt es manchmal, in einer Sprechstunde lauter psychogene Störungen zu haben. Aber die Dinge sind, wie sie sind. Also sollte man sich als Arzt oder Ärztin Strategien zur Lösung solcher häufigen Probleme überlegen. Der vermeintliche Rettungsanker ist für viele Kollegen jedoch die Überweisung zum Neurologen oder zur Psychotherapeutin.

Wenn man aber weiß, dass man bei guten Psychotherapeuten in Deutschland, Österreich und der Schweiz[9] bis zu einem Jahr Wartezeit auf einen Therapieplatz hat, nützt dem Patienten der Weg in deren Praxis erst einmal nichts. Ein alter Bekannter von mir, der Psychotherapeut ist, meinte einmal zu mir, er mache in der Therapie oft nichts anderes, als was ein guter Freund auch täte, nämlich zuhören und Lösungsvorschläge anbieten. Ich glaube, damit liegt er richtig. Die meisten Patienten und Patientinnen brauchen meiner Meinung nach keinen Psychotherapeuten, sondern Menschen, die ihnen zuhören und ihnen praktische Vorschläge machen. Wenn ich mir intakte afrikanische, arabische oder zum Teil auch italienische Gemeinschaften ansehe, die ich kennenlernen durfte, ist mir immer aufgefallen, wie viele freundliche Sozialkontakte dort bestehen. Man trifft sich viel häufiger als in unseren Breiten und sitzt zusammen, um zu reden. Das hilft.

Die Probleme richtig einordnen lernen und Veränderungen anpacken

Letztes Jahr verbrachte der 13-jährige Sohn von Kerstin seine Sommerferien in Australien, wo er bei Freunden lebte und auch zur Schule ging. Er sagt, das sei die schönste Zeit gewesen, die er je an einer Schule verbracht hätte. Das Miteinander der Lehrer und Schüler sei in Australien viel herzlicher und entspannter als bei uns. Vor drei Wochen meinte er noch, er fände Deutschland komisch, weil keiner auf der Straße zurückgrüße, wenn er grüße. Auch das sei in Australien anders. Er schlug vor, wir sollten gemeinsam nach Australien auswandern, auch weil dort jeder einen Swimmingpool hätte und alle viel mehr Sport machten.

Wir mussten leider ablehnen. Aber ich finde, Kerstins Sohn hat da ein paar Dinge ganz richtig benannt. Wenn ich Jugendliche frage, was sie denn so in ihrer Freizeit machen, bekomme ich inzwischen häufig die dumpfe Auskunft: »Zocken«. Auffallend wenige haben noch ein anderes Hobby oder machen gar Sport.

Auch ich finde das Miteinander in Deutschland häufig sehr kühl, uninteressiert und abweisend. Und ich weiß, dass viele Schüler und Schülerinnen hierzulande am fehlenden Wohlwollen ihrer Lehrer und Lehrerinnen leiden. Natürlich ist mir bewusst, dass ich Deutschland nicht freundlicher machen kann. Aber dass es auch anders geht, erlebe ich täglich in meiner Praxis. Diese befindet sich, wie bereits erwähnt, in einer großen Behinderteneinrichtung, dem Auhof in Hilpoltstein. Die behinderten Patienten der Einrichtung sitzen gemeinsam mit den Patienten von außerhalb im Wartezimmer und sorgen dort immer für eine gelöste und oft sogar lustige Stimmung, wenn sie alle im Raum mit Erzählungen aus ihrem Leben und ihren oft skurrilen Ansichten bereichern. Ganz oft sagen mir bedrückte Patienten und Patientinnen, sie bräuchten meine Hilfe jetzt eigentlich gar nicht mehr, da sich beim Warten schon so vieles relativiert hätte und sie anders auf ihre Situation schauten. Positive Kommunikation hilft also, Dinge einzuordnen.

Wir alle haben unsere Kratzer auf der Seele, und das Leben wird gewiss nicht einfacher. Aber es wird auch nicht besser, wenn man Abend für Abend schweigend vor dem Fernseher sitzt, denn dann schlagen die faszialen Folgen einer beladenen Seele gnadenlos zu. Hat man erst einmal überall Schmerzen, wird es mit Hobbys und Sport noch schwieriger. Man gerät in einen Teufelskreis.

Glücklicherweise gelingt es oft, Patienten dazu zu bewegen, wieder aktiv zu werden. Vor allem Frauen nehmen ihr Schicksal nach dem richtigen Impuls wieder in die eigene Hand und stellen die Ursachen ihrer psychischen Belastungen ab.

Wenn Sie also merken, Sie verfallen in Angst und Depression, suchen Sie sich ein Projekt!

Auch Kunst und Kultur haben meiner Meinung nach hauptsächlich die Aufgabe, uns bei der Bewältigung unserer Ängste zu helfen. Ich habe einen Patienten, der jahrzehntelang Marathon lief und dadurch all seine Ängste und die Folgen einer unglücklichen Ehe kanalisieren konnte. Bis er mit 67 nicht mehr laufen konnte, weil er eine Kniegelenksarthrose bekam. Er wurde immer depressiver und kam ständig zum Deblockieren in meine Sprechstunde, wo wir nebenbei auch Zeit zum Reden hatten. Irgendwann passierte ein Wunder, und er änderte alles in seinem Leben: Er verließ seine Frau nach 30 Jahren unglücklicher Gemeinschaft, mietete sich ein Blockhaus im Wald und wurde Holzbildhauer. Seitdem ist er wieder fröhlich und gesund. Heute ist er 82 Jahre alt.

Natürlich ist so etwas eine Ausnahme. Ich möchte damit nur sagen, dass Veränderungen sich lohnen, auch wenn sie einem erst einmal Angst machen. Und Veränderungen kann jedes gute Gespräch auslösen! Mit wem man spricht, ist eigentlich egal, es kann der Frisör, die Physiotherapeutin, die Nachbarin, ein alter Freund oder die Inhaberin des kleinen Ladens um die Ecke sein. Hauptsache, das Gegenüber ist wohlwollend, hört gut zu und hat vielleicht sogar noch Ideen.

Cannabispräparate können schwer traumatisierten Patienten helfen

Nun gibt es natürlich auch Patienten, deren Sorgen gravierender sind als die bisher beschriebenen, weil sie traumatisiert, missbraucht oder tief enttäuscht wurden. Gemeinsam ist ihnen stets eine Fülle faszialer Störungen, welche sie im Lauf der Zeit entwickeln. Diese entstehen meiner Meinung nach immer über die drei Auslöser-Prinzipien, die ich in den vorangegangenen Kapiteln beschrieben habe. Wobei die Bisstonuserhöhung bei einer Depression den wichtigsten Einzelfaktor darstellt. Bei solchen Patienten helfen manchmal nur Antidepressiva weiter. Gerade die bewährten sogenannten trizyklischen Antidepressiva reduzieren in niedrigen Dosen den nächtlichen Bisstonus oder Bruxismus, der zuschlägt, wenn das Unterbewusste freien Lauf hat. Hier sind, wie Kerstin in ihrem »Physio-Blick« zum Thema bereits geschrieben hat, auch Aufbissschienen hilfreich, weil sie die bis zu 80 Kilogramm Druck, die Patienten im »Verbeißen« erreichen, immerhin ein wenig besser verteilen. Natürlich sind Psychopharmaka und Aufbissschienen nur symptomatische Behandlungsansätze, aber sie können erst einmal Erleichterung bringen.

Ich hatte einmal eine Patientin, die ihr Leben lang unglücklich war und mit Morphin eingestellt wurde, weil sie eine Fibromyalgie entwickelt hatte. Leider ging es ihr mit dem Medikament nicht besser. Sie war damals bereits an die 80. Mit ihrer Familie war sie nach dem Zweiten Weltkrieg als sudetendeutsche »Flüchtlinge« nach Franken gekommen. Diese Leute wurden häufig von der alteingesessenen Bevölkerung angefeindet, obwohl sie zuvor auf der Flucht oft schon Schlimmes erlebt hatten.

Es gibt eine Untersuchung, die zeigt, dass die Enkelinnen von Frauen, die im Zweiten Weltkrieg nach Bombenangriffen verschüttet waren, signifikant mehr Angststörungen entwickeln als der Bevölkerungsdurchschnitt. Heute weiß man, dass Traumata zur Aktivierung von Genen führen, die Angststörungen über Generationen hinweg befördern. Man nennt dieses Phänomen »epigenetische« Aktivierung. Die noch recht junge Disziplin der Epigenetik beschäftigt sich, vereinfacht gesagt, mit der Frage, inwieweit Umweltfaktoren bestimmte Gene an- oder abschalten. Neulich sprach ich mit einem Freund, der an einer Uni einen Lehrstuhl für Kommunikationswissenschaft innehat, über Epigenetik. Er denkt, dass wir Deutschen zuhauf an epigenetischen Ängsten leiden, weil wir eigentlich seit dem Dreißigjährigen Krieg, der 1648 endete, nie viel Freude hatten und immer wieder durch Gewalt traumatisiert wurden. Das weitaus größte Unglück in unserer Geschichte war seiner Meinung nach die Nazizeit. Die englischsprachigen Länder hätten für dieses deutsche Problem sogar ein eigenes Wort, nämlich »German Angst«. Ich glaube, er hat in weiten Teilen Recht.

Aber zurück zu der Patientin mit der diagnostizierten Fibromyalgie. 2003 hatte man als Arzt schon einmal die Möglichkeit, Cannabis zu verordnen. Da der Patientin bislang keine Therapie geholfen hatte, machte ich das hier einfach, weil es mir pharmakologisch vielversprechend erschien. Und tatsächlich, es geschah ein Wunder: Die Patientin nahm abends ihr Dronabinol und war plötzlich eine andere. Ihre Schmerzen verschwanden nahezu komplett, sie wurde fröhlicher, machte sogar Witze und lachte oft. Als die Verordnungsfähigkeit von Dronabinol eingestampft wurde, weil unsere Politik meinte, das Medikament sei zu gefährlich, war es aus mit der Therapie. Glücklicherweise war der Schwiegersohn, ein Kripobeamter, bereit, regelmäßig nach Holland zu fahren, um seine Schwiegermutter auch weiterhin mit Cannabis zu versorgen. Ich denke, das war vielleicht auch nicht ganz uneigennützig von dem Mann, aber der Patientin ging es dadurch bis zu ihrem Tod vor sechs Jahren besser als je zuvor.

Glücklicherweise kann man seit 2017 in Deutschland wieder Cannabis verordnen. In Österreich ist Dronabinol seit 2015 verschreibbar. Cannabis ist kein Allheilmittel, hilft aber Missbrauchsopfern und traumatisierten Patienten und Patientinnen wie eine Wunderwaffe gegen die faszialen Schmerzen, welche sie meistens haben.

Kerstin Klinks Physio-Blick

Stellen Sie sich vor, jemand nimmt sich Zeit für Sie. Nur für Sie allein. In einem Raum, in dem Sie mit dieser Person ungestört sind. Einem Raum, der wohltemperiert ist, gut riecht und freundlich eingerichtet ist. Ihr Gegenüber interessiert sich ehrlich für Ihre Beschwerden und setzt alles daran, diese zu lindern. Sie werden berührt und gekonnt beHANDelt. Manchmal an intimen, verletzlichen Stellen, wie Hals, Bauch oder Leiste. Sie können sich darauf verlassen, dass alles, was Sie in diesem Raum erzählen, vertraulich behandelt wird.

In diesem »Physio-Blick« schreibe ich über das, was während einer Therapie, abgesehen von den angewandten Techniken, an zwischenmenschlicher Interaktion vorkommen kann und darf. Es geht um Kontakt auf sämtlichen Ebenen.

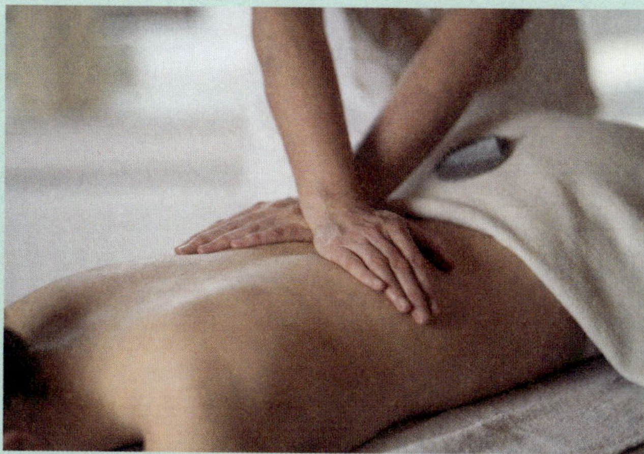

Abbildung 10: Eigene Darstellung nach Kerstin Klenk

Ich glaube, es gibt kaum Situationen, in denen so schnell und intensiv Kontakt aufgenommen werden kann wie während einer physiotherapeutischen Behandlung. Die meisten Patienten und Patientinnen erzählen mir, dass sie im Alltag kaum noch berührt werden. Sei es, weil sie Single oder verwitwet sind, oder sei es, weil physischer Kontakt in ihrer Beziehung »unüblich« ist. Dabei ist längst bekannt, dass Berührung Hautrezeptoren stimuliert und daraufhin das Gehirn befiehlt, das Hormon Oxytocin auszuschütten, was unsere Atmung und den Herzschlag verlangsamt. Das wiederum baut Stress ab, entspannt uns also. Berührung in der Therapie ist weit mehr als das Setzen eines neurologischen Reizes. Das Wohlgefühl durch Körperkontakt (auch wenn er rein therapeutisch ist) fördert Vertrauen. Und Vertrauen animiert zu intensiven Gesprächen. Dialoge über Eheprobleme, Kindererziehung oder unerfüllte Sexualität sind vielen Physiotherapeuten nicht unbekannt. Also genieren Sie sich nicht, wenn Sie Ihrem Therapeuten oder Ihrer Therapeutin etwas anvertrauen möchten.

Ich bin mir sicher, schon mehr »Beichten« abgenommen zu haben als unser hiesiger Pfarrer. Und das ist gut so, denn in solchen Gesprächen entstehen neue Perspektiven. Patienten kommen in einen Veränderungsmodus. Oder sie spüren Erleichterung, wenn das Gegenüber bei ungewöhnlichen Themen nicht die Nase rümpft, sondern verständnisvoll zuhört und manchmal auch relativiert (»Das geht tatsächlich vielen Menschen so.«). Das alles wirkt sich äußerst positiv auf unser Fasziales Organ aus. Denn durch Stress, Traumata und andere Belastungen können wir oft nicht in einen entspannten Zustand kommen, was einem Behandlungserfolg immer im Weg steht.

Besonders intim werden die Gespräche oft, wenn uns Patientinnen wegen einer Beckenbodentherapie aufsuchen. Meine Kollegin Verena hat sich auf das Thema »Körpermitte« spezialisiert und meinte einmal, die Fragen bei der Anamnese könnten einigen möglicherweise etwas peinlich erscheinen. Vergessen Sie aber bitte eines nicht: Für uns Therapeuten ist der Beckenboden eine Struktur wie jede andere, die bei Bedarf behandelt werden muss. Erfahrungsgemäß gewöhnen sich Betroffene schnell an das entsprechende Vokabular. Dann spricht man über die Geschlechtsorgane oder eine erektile Dysfunktion ähnlich locker wie über das Kniegelenk. Eine Anleitung wie »Stellen Sie sich vor, Sie ziehen die Peniswurzel nach innen«, wird dann vom Patienten ohne Befangenheit umgesetzt.

Immer wieder kommt es auch vor, dass bei bestimmten Behandlungstechniken wie aus dem Nichts plötzlich Tränen kullern. Sie sind ein Zeichen von Relaxation, also einer totalen Entspannung, und nichts, wofür man sich schämen müsste – das gilt übrigens auch für Männer. Sogar Lachflashs habe ich schon erlebt. Raus damit! Keine Entspannungsübung dieser Welt hat so ein befreiendes Gefühl zur Folge wie ein Lachanfall. Und zwar für Patient und Therapeut gleichermaßen.

Souveränität und Empathie sind wichtige persönliche Eigenschaften, die Physiotherapeuten (und natürlich auch Ärzte) mitbringen sollten, um weder ein »Helfersyndrom« zu entwickeln noch ihre Patienten und Patientinnen als Publikum für eine Selbstinszenierung zu missbrauchen.

Mein Tipp: Ihr Gefühl zählt. Verlassen Sie sich stets darauf.

Hier noch eine kleine Geschichte über die Faszien des kleinen Beckens im Sakralknoten. In einem unserer Kurse sagte uns eine Physiotherapeutin, wir sollten uns nicht wundern, aber sie habe einen Harnwegsinfekt und müsse öfter mal zur Toilette. Sie erzählte, sie habe diesen Infekt bereits seit acht Wochen, inzwischen drei Antibiotikatherapien hinter sich und solle in drei Tagen zur Blasenspiegelung. Rolf und ich fanden das komisch und äußerten die Vermutung, dass ihre Beschwerden eher faszial sein müssten. Eine spontane Urinuntersuchung durch Rolf zeigte tatsächlich keine Auffälligkeiten. Der Urin der Teilnehmerin war klar wie Quellwasser. Rolf deblockierte sie dann im praktischen Teil des Kurses chirotherapeutisch. Am nächsten Tag berichtete die Teilnehmerin begeistert, alle ihre Beschwerden seien wie weggeblasen. Zur Blasenspiegelung ging sie dann später auch nicht mehr – löste sich dafür aber endlich aus einer seit Langem unglücklichen Beziehung und nahm fünf Kilo ab. Wir sehen sie heute noch regelmäßig.

Es ist unanständig, Patienten auf die »Psycho-Schiene« abzuschieben

Wie eng das Fasziale Organ über das limbische System mit unseren Emotionen verbunden ist, habe ich bereits beschrieben. Deshalb hat eine psychische Störung so tiefgreifende Auswirkungen auf das Bindegewebe. Zu den üblichen Symptomen zählen neben allen möglichen Schmerzen auch Schwindelattacken, Ohrgeräusche oder das Gefühl, hinter einem Vorhang zu leben und alles im Leben nur verlangsamt und gedämpft wahrzunehmen. Von diesem »Hinter-dem-Vorhang-Gefühl« berichten mir auch Patienten mit simplen Blockaden immer wieder. Missbrauchsopfer haben dazu noch mit einem ganzen Sack voller vegetativer Folgen zu kämpfen, weil das Fasziale Organ auch hier so maßgeblich mitwirkt. Besonders oft kommt es zu Verdauungsproblemen. Wahrscheinlich ist man in der Traditionellen Chinesischen Medizin deshalb der Auffassung, der Darm verdaue auch unsere seelischen Probleme.

Wir finden die psycho-fasziale Verbindung aber auch in unserer Sprache abgebildet. Wenn es einem »das Herz abschnürt«, man sich »beladen fühlt«, einem etwas »an die Nieren geht« oder »auf die Galle schlägt«, es einem »die Kehle zuschnürt«, »die Sprache verschlägt« oder gar »den Stecker zieht«, beschreibt das meiner Meinung nach immer fasziale Reaktionen. Aus den genannten Gründen ist es schlichtweg unanständig, Patienten, denen aus Unwissenheit über fasziale Störungen nicht geholfen werden kann, auf die »Psycho-Schiene« abzuschieben. Das ist zwar für den Arzt bequem, weil man den »Spinner« loswird, aber vielleicht wäre es hilfreicher, wenn Mediziner sich an die eigene Nase fassen würden und sich zum Thema fortbildeten.

Die in diesem und den vorherigen drei Kapiteln beschriebenen, sofortigen faszialen Reaktionen auf körperliche und psychische Noxen – dieser Fachausdruck bezeichnet negative, schädigende Wirkungen auf den Organismus – macht sich übrigens die Kinesiologie zunutze. Ich habe bereits beschrieben, wie ein Muskel bei der Testung schlagartig schwach wird. Negative Einflüsse wirken, wie auch immer sie geartet sind, immer faszial. Das Bindegewebe verändert seine Spannung plötzlich und deutlich. Dies ist wahrscheinlich auch der Grund, warum sich ein Puls in der chinesischen Diagnostik oder dem Verfahren nach Nogier spürbar, aber nicht mit Geräten messbar verändern kann.

Wie gesagt habe ich für viele Phänomene noch keine Erklärung, bin aber der festen Überzeugung, dass sie existieren und deshalb das Fasziale Organ der wichtigste Schlüssel zu einer ganzheitlichen Medizin ist.

KAPITEL 9

Kein Hokuspokus: Warum Alternativmedizin wirkt

Ihre Arroganz lässt die moderne Medizin alles verteufeln, was sie nicht versteht und oft auch gar nicht verstehen will. Darüber habe ich in diesem Buch bereits geschrieben. Ich kenne Kollegen und Kolleginnen, die ihren Patienten nur »Krankengymnastik«, also Übungstherapien, verordnen und sagen, sie würden von Physiotherapie »nichts halten«. Mittlerweile macht mich so eine Ignoranz sauer, weil die Haltung dahinter einzig auf der stupiden Weigerung beruht, sich für etwas zu interessieren, das einem nicht in den Palästen der universitären Medizin vorgekaut oder von der Pharmaindustrie schmackhaft gemacht worden ist.

In unseren Kursen für Physiotherapeuten wird immer wieder deutlich, wie wenig Ärzte und Ärztinnen zuhören. Dabei könnten sie von Physiotherapeuten viel lernen. Ich zum Beispiel lerne fast täglich von ihren Ideen und aus ihren Vorschlägen. Von Physiotherapeuten habe ich schon mehr mitgenommen, als ich jemals in Gesprächen mit Orthopäden gelernt habe.

Wenn Mediziner also pauschal behaupten, bei Traditioneller Chinesischer Medizin (TCM), Homöopathie, bestimmten Manualtherapien oder überhaupt alternativen Ansätzen aller Art handle es sich ausnahmslos um Hokuspokus ohne wissenschaftlich erwiesene Wirksamkeit, sollten Sie als Patient oder Patientin zumindest einmal nachhaken, wie viel praktische Erfahrung der betreffende Arzt oder die Ärztin mit diesen Therapieformen hat. Bloß weil jemand einen weißen Kittel trägt, heißt das noch lange nicht, dass er oder sie ein Monopol auf gesicherte Erkenntnisse hätte. Sobald kritische Fragen von Patienten kommen, berufen sich Mediziner allerdings gerne auf Studien, die ihre Auffassung belegen sollen. Und sind Studien nicht tatsächlich objektiv und verlässlich? Hier muss man genau hinschauen.

Warum Studien heute verlässlich sind – und trotzdem ihre Grenzen haben

Vor Jahren wurde ich von Takeda Pharmaceutical, einem japanischen Pharmaunternehmen, das zu den größten der Welt zählt, irgendwie »entdeckt«, weil ich ein paar Dinge über den Typ-II-Diabetes publiziert hatte. Pharmaunternehmen machen oft große und teure Studien, um die Wirksamkeit ihrer Mittel zu zeigen. Schließlich ist es ein komplexes Thema, bei dem nichts verschleiert werden soll. Es hat sich bei diesen Studien auch vieles zum Guten verändert. Wurden früher oft sogenannte Surrogatparameter wie einzelne Blutwerte untersucht, von denen man annahm, sie würden den Grad einer Erkrankung korreliert abbilden, so werden heute nur noch Studien aufgelegt, die den Nutzen eines Medikaments für den Patienten beweisen können. Ein Beispiel für die alten Surrogatparameter-Untersuchungen sind die Studien der 1980er- und frühen 90er-Jahre, in denen getestet wurde, ob ein Medikament Herzrhythmusstörungen reduziert. Tat es das, wurde es zugelassen. Später konnte aber gezeigt werden, dass die Reduktion besagter Rhythmusstörungen nicht die sogenannten »harten Endpunkte«, wie schwere gesundheitliche Schäden oder gar den Tod, verhinderten. Viele der zugelassenen Medikamente reduzierten zwar

Rhythmusstörungen, führten aber statistisch auch teilweise zu einem früheren Tod.

Dem Pragmatismus der US-amerikanischen Gesundheitsbehörde Food and Drug Administration (FDA) ist es zu verdanken, dass der Unfug der Surrogatparameter-Untersuchungen ein Ende nahm. Die FDA führte irgendwann Ende der 1990er-Jahre ein, dass nur noch Studien zugelassen werden, die erstens beweisen können, dass das untersuchte Medikament sicher, also unschädlich ist, und zweitens nachweisen können, dass sich mit dem Mittel sogenannte »harte Endpunkte«, wie Herzinfarkt, Amputation, Dialyse, Schlaganfall oder Tod, reduzieren lassen.

Ich widerspreche hiermit ausdrücklich allen, die sagen, die Pharmaindustrie wolle immer nur Schlechtes. Die meisten wunderbaren modernen Medikamente, die ich täglich anwende und die viel Leid lindern, kommen aus der pharmazeutischen Forschung und nicht von den Universitäten.

Takeda entdeckte mich also eines Tages und berief mich dann über Jahre in sogenannte Advisory-Boards. Das sind Konferenzen mit wichtigen Professoren und Professorinnen, die sich Gedanken darüber machen, wie man eine Studie auflegen müsste, um Erkenntnisse über ein Medikament zu erlangen. Das war immer sehr spannend. Vor allem auch deshalb, weil ich der einzige Allgemeinarzt in diesen illustren Zirkeln war. Schier unglaublich fand ich allerdings oft die Weltfremdheit der Professoren, die beispielsweise meinten, eine einzelne Blutdruckmessung am Anfang einer Studie beweise einen Hochdruck beim Patienten.

In einem dieser Boards äußerte ich einmal meine Zweifel der Diagnosestellung von Bluthochdruck nach lediglich einer Messung und sagte, dass ich meinen Patienten und Patientinnen bei Langzeitmessungen sogar immer Schlaftabletten mitgäbe, weil sie durch das Pumpen des Blutdruckmessgerätes sonst aufwachten und dann die nächtlichen Werte zu hoch seien. Sie glauben nicht, wie groß die Empörung war. Der Chef der Universitätsklinik in Edinburgh warf mir sogar entrüstet vor, die Messungen mit Medikamenten zu verfälschen: »Rolf, you disturb the measurements with sleeping drugs«, sagte er wörtlich. Einige Jahre später empfahl derselbe Professor in einer Fachveröffentlichung den Einsatz von Schlafmitteln bei einer Langzeitblutdruckmessung. Ich will jetzt nicht behaupten, er hätte das von mir gelernt.

Wie auch immer, es tat den Studien von Takeda sicher gut, auch einen Allgemeinarzt im Board zu haben, denn dieser kennt seine Patienten über Jahre mit ihrer ganzen Geschichte und behandelt nicht nur kurzzeitig in einer Universitätsklinik die wenigen Sonderfälle. Medizin ist immer viel, viel komplexer, als ein kurzer Blick auf einen Patienten offenbart, der wegen eines gravierenden Problems in eine Klinik eingewiesen wird, die dann alles um dieses Problem herum und vor allem die Geschichte des Patienten nur oberflächlich wahrnimmt. Das zeigt, wie viel Energie die forschenden Pharmaunternehmen in ihr Studiendesign stecken und stecken müssen, um Evidenz zu finden, also bestimmte Wirkungsweisen belegen zu können. Jedenfalls sind heutzutage Studien zum größten Teil redlich und liefern sowohl verlässliche Ergebnisse als auch wunderbare Medikamente, denen viele Menschen ein langes Leben in Gesundheit verdanken.

Und doch gibt es hier ein Problem. Bereits im Studium lernt man als Mediziner, nur der Wahrheit aus Studien zu vertrauen und nur das zu betreiben, was »evidenzbasiert« ist. Man kann aber nicht alles in Studien erfassen, was im menschlichen Organismus geschieht. So haben Sie in einem früheren Kapitel gelesen, dass eine Veränderung der Pulsqualität durch keines der heute verfügbaren Messgeräte nachweisbar ist. Wie also sollte eine Studie hier vorgehen? Leider sind die Grenzen der »evidenzbasierten Medizin« spätestens dort erreicht, wo fasziale Probleme auftreten. Ich weiß nicht einmal, ob die blödsinnigen Cocktails aus Kortison und Pentoxyphyllin, einem Mittel, das die Durchblutung fördern soll, bei Schwindelattacken eigentlich evidenzbasiert gegeben werden. Ich denke nicht, denn sie nützen nie etwas. Deblockieren hingegen hilft meistens sofort. Aber es gibt bis heute keine systematische Studie dazu!

Viele vermeintlich esoterische Therapien wirken über das Fasziale Organ

Statt Theoriediskussionen zu führen und dabei fleißig aus Studien zu zitieren, täte etwas mehr Pragmatismus gut. Ich denke, man sollte immer beobachten, was eine Behandlung dem Patienten bringt, denn nur wer heilt, hat recht. Die Beobachtung der eigenen Erfolge ist übrigens schwerer, als manche denken, denn man hat immer auch einen Placeboeffekt und lügt sich gerne in die eigene Tasche. Wenn mir ein Patient sagt, es gehe ihm »ein wenig besser«, hat die Behandlung aus meiner Sicht nichts gebracht. Meiner Meinung nach müssen Erfolge rasch und deutlich sein. Alles andere ist Humbug. Man darf als Arzt nie vergessen, dass Patienten und Patientinnen einem immer auch einen Gefallen tun wollen. Die wenigsten kommen und sagen: »Hey, du Pfeife, dein ganzer Mist hat null bewirkt!« Nein, sie kommen und meinen meist konziliant, die angesetzte Therapie habe schon was gebracht, ein wenig jedenfalls. Wenn man so was als Therapeut hört, hat man auf Placeboniveau therapiert.

Wenn mir die Werkstatt mein Auto repariert hat und mir sagt, ich solle mal sehen, ob es ein wenig gebracht hat, werde ich sauer. Ich will, dass alles wieder in Ordnung ist. Zu diesem Anspruch rate ich auch Patienten, selbst wenn »Patient« vom lateinischen Wort »patiens« stammt und wörtlich »der Geduldige« bedeutet.

Berichtet Ihnen, werte Kollegen und Kolleginnen, also ein Patient, die Klangschalentherapie, die Akupunktur, ein Homöopathikum, eine Neuraltherapie, eine Manualtherapie, eine Shiatsu-Massage, eine Aromatherapie oder gar ein meditativer Kreistanz hätten ihm deutlich etwas gebracht, dann glauben Sie es ihm bitte, auch wenn Sie den Wirkungsmechanismus nicht begreifen. Ich habe mir meine Arroganz maximal abgewöhnt – außer gegenüber arroganten Kollegen und Kolleginnen. Dies liegt daran, dass die genannten Therapien und wahrscheinlich noch viele andere wirken, weil sie fasziale Ansätze haben.

Ich habe bislang schon viel über die Rezeptoren des Bindegewebes und die neuronale Verschaltung der dort erfassten Informationen im zentralen Nervensystem geschrieben sowie umgekehrt über den steuernden Output von dort, der uns lenkt. Meiner Meinung nach wirken sehr viele der als esoterisch abgetanen Therapieformen an den Rezeptoren des Faszialen Organs. Auf diese Weise können sie tatsächlich Blockaden therapieren.

Eine Akupunkturnadel zum Beispiel löst eine Wund- und Fremdkörperreaktion aus. Das Gewebe setzt entsprechende Botenstoffe frei, die das Immunsystem aktivieren, aber auch »freie« Nervenendigungen erregen. Warum es dann reaktiv zur Auflösung von Gelosen kommt, hat neuronale Gründe, die noch erforscht werden müssen. Augenfällig ist auch, dass die Meridiane der Traditionellen Chinesischen Medizin den typischen Serienblockaden von Faszienketten folgen, die jeder Manualtherapeut kennt. Blockaden liegen nämlich selten isoliert vor, sondern setzen sich in Ketten über das ganze fasziale Synzytium fort. Dies ist der Grund, warum Störungen und Symptome oft so fern voneinander auftreten. Man denke an den Radfahrer mit der Narbe am Schlüsselbein und den Furunkeln an den Oberschenkeln oder an den Schornsteinfeger mit dem Zahnherd und der Achillessehnenschwellung.

Auch Klangschalentherapien wirken über Rezeptoren. Hier sind es wahrscheinlich die Vater-Pacini-Körperchen, mit denen wir Vibration fühlen. Und selbstverständlich hat auch die Schröpftherapie einen Effekt, da sie ihre Wirkung über Mechanorezeptoren der Faszien entfaltet. Ich mache häufig sogenannte Neuraltherapien. Hier spritzt man den Patienten ein Lokalanästhetikum in die gelotischen, blockierten Areale.

Die Behandlung von faszialen Schmerzen mit Lokalanästhetika, welche man in Akupunkturpunkte spritzt, erlebte 1960 einen großen Schub. Damals intensivierten Dr. Janett Travell, die persönliche Rheumatologin von US-Präsident John F. Kennedy, und der Arzt und ehemalige Oberstleutnant der US-Luftwaffe Dr. David G. Simons ihre Zusammenarbeit. Sie entwickelten den Begriff »myofascial pain syndrom« (myofasziales Schmerzsyndrom) und schufen das Konzept der myofaszialen Triggerpunkte. John F. Kennedy litt sicherlich unter einem psychisch ausgelösten faszialen Schmerzsyndrom. Die Einbeziehung von Muskeln ist hier nicht wesentlich, denn Muskeln haben keine Schmerzrezeptoren, nur Faszien haben sie. Heute wissen wir das und sind also weiter. Als Travell und Simson Anfang der 1960er-Jahre ihr Buch »Myofascial Pain and Dysfunction« veröffentlichten, galt das weltweit als Durchbruch in der Behandlung von chronischen Schmerzpatienten. Jedenfalls ist die Neuraltherapie sehr segensreich, obwohl sie auch nur Symptome kuriert.

Das gilt übrigens für alle der hier genannten Therapien. Blockaden, wie sie jeder Mensch sporadisch entwickelt, weil etwas Erschreckendes vorgefallen ist, er Stress hatte oder er keine Lotdurchgänge in Bewegungen bringen konnte, weil er ungeübt oder müde war, sind dann gelöst und der Patient ist geheilt. Steckt hinter den Blockaden aber ein compliancereduziertes Organ oder ein Repetitiver Neuronaler Input (RNI), der immer wieder auftritt, wird der Patient immer wieder schnell rückfällig, bis die Ursache behoben ist.

Warum jede manuelle Therapie zart und behutsam sein muss

Was gibt es noch für alternative Therapieansätze? Eigentlich braucht man bloß die faszialen Rezeptoren durchzugehen, um eine geeignete Therapie zu finden. Denn etwas kann nur wirken, wenn es einen Rezeptor hat. Jede manuelle Therapieform, bei der man mechanische Reize mit der Hand in das Gewebe bringt, wirken über die Mechanorezeptoren des Faszialen Organs. Es werden also an Ruffi- und Lamellenkörperchen, an Tastrezeptoren, am Golgi-Sehnenorgan und an Muskelspindeln Aktionspotenziale ausgelöst, die dann über neuronale Reflexe zur Lösung von Blockaden führen. Übrigens ist in der Chirotherapie der sogenannte »Impuls« entscheidend. Damit ist ein kleiner, zarter Ruck am Ende einer Gewebsdehnung gemeint. Man baut also in einem Areal langsam und kontinuierlich Zug oder Druck auf, verstärkt diesen am Ende nochmals kurz und beschleunigt. Das ist neuronal viel effizienter, als »nur« zu massieren. Leider haben die großen Chirotherapie-Akademien in Deutschland, an denen Ärztinnen und Ärzte ihre Ausbildung machen, postuliert, dass der Impuls etwas Hochgefährliches sei und deshalb Ärzten vorbehalten sein müsse. Das ist absoluter Quatsch!

Jede manuelle Therapie muss zart, weich und behutsam sein. Das Fasziale Organ mag es niemals grob. Leider denken viele Chirotherapeuten trotzdem immer noch, Wirbel »einzurenken«, und meinen deshalb, grob sein zu müssen. Dann ist auch ihr Impuls grob, manchmal vielleicht sogar gefährlich und meist nicht zielführend. Wir haben Impulse in Kerstins KLINEA-Therapie mittlerweile fest integriert. Die Erfolge sind erstaunlich, denn im Gewebe erregt die Vordehnung langsam und kontinuierlich Aktionspotenziale von Mechanorezeptoren. Kommt dann der Impuls, feuern diese wahrscheinlich noch eine kleine Salve ans zentrale Nervensystem, das daraufhin die Blockaden noch besser auflöst.

Und was ist mit den »freien« Nervenendigungen, die Temperatur, Schmerz, Kälte und so weiter messen? Diese werden natürlich ebenfalls therapeutisch genutzt. Moxatherapien (aus der Traditionellen Chinesischen Medizin), Fangopackungen, Kältetherapien und wiederum Akupunktur und Akupressur wirken genau dort. Auch »wärmende« Salben tun dies, weil die enthaltenen Stoffe, wie Capsaicin, das Gift der Chili, Wärmerezeptoren anregen. Menthol in einer Salbe erregt wiederum Kälterezeptoren. Ich habe jetzt gerade zwei Wochen lang einen Akupunkturlaser getestet, mit dem man Wärme an tiefe Wärmerezeptoren bringt, und bin über die Erfolge begeistert. Sie übertreffen häufig die der Chirotherapie und auch der klassischen Akupunktur. Dies liegt wahrscheinlich daran, dass Thermorezeptoren maßgeblicher an der Regulierung der Homöostase beteiligt sind als Mechanorezeptoren.

Wie grundlegend psychische Faktoren für die fasziale Funktion sind, habe ich bereits oft erwähnt. »Gute Gefühle« wirken immer positiv auf unsere Faszien. Freude, Liebesgefühle, gute Gerüche, schöne Musik oder auch ein Orgasmus sind prima für unsere Faszien. Deshalb gibt es Therapien, die genau hier ansetzen. Aromatherapie, Musiktherapie, Tanz-, Kunst- und Trommeltherapien wirken über die Psyche, genau wie gute Gespräche und Gedanken, die Konflikte auflösen oder relativieren. Viele meiner Patienten gehen zu Heilpraktikern, weil diese ihnen zuhören, sie ernst nehmen und versuchen, sinnvollen Rat zu erteilen, was viele Ärzte und Ärztinnen leider nicht tun. Neulich berichtete mir eine Patientin, die eine lange Therapie in einer Schmerzambulanz hinter sich hatte, der behandelnde Arzt hätte ihr nach Monaten vergeblicher Therapien am Ende geraten, sie solle sich einfach selbst eine Lösung für ihre Probleme überlegen. Natürlich war das für sie kein besonders hilfreicher Ratschlag.

Homöopathie wirkt – allerdings nur bei funktionellen Störungen

Schließlich ein paar Gedanken zur Homöopathie. Ich habe es als sehr befriedigend erlebt, durch die Beschäftigung mit dem Faszialen Organ viele esoterische Erklärungsversuche über die Wirksamkeit alternativer Heilmethoden über Bord werfen zu können. So bin ich heute froh, nicht mehr an die Verteilung des Qi nach dem Modell des alten China glauben zu müssen. Auch als ich die faszialen Knotentests (dazu später mehr) entwickelt hatte, die logische und schlüssige Diagnosen und Therapien auf dem Boden neuro-physiologischer Erkenntnisse liefern, war das sehr befreiend.

Ich denke, auch Homöopathika wirken über faszial-neuronale Mechanismen, ohne zu verstehen, wie sie das machen. Da Homöopathika als Dilutionen, das ist die Verdünnung eines Stoffes, keine Moleküle außer Wasser und – aus Gründen der Sterilität – etwas Alkohol enthalten und als Globuli etwas Zucker, wirken sie nicht wie normale Medikamente über Zellrezeptoren, zelluläre Transportmoleküle oder die Beeinflussung chemischer Reaktionen unseres Körpers. Irgendwie enthalten sie jedoch Informationen, die unsere Steuerung beeinflussen. Und da unsere Steuerung hauptsächlich über fasziale Mechanismen erfolgt, beeinflussen sie Erkrankungen über die Regulation der Homöostase. Deshalb wirken sie auch nur bei funktionellen Störungen. Ist etwas somatisch ge- oder zerstört, wie der Herzmuskel oder das Hirn bei einem Infarkt, die Niere durch einen langjährigen Diabetes oder ein Gelenk durch eine Arthrose, helfen nur die Instrumentarien der Schulmedizin. Homöopathika wirken also – bildlich gesprochen – dann, wenn die Hardware intakt und die Software gestört ist. Ich stelle sie mir wie kleine Computerprogramme vor, die einem Organismus eingespielt werden, um fehlerhafte Steuerprogramme zu normalisieren.

Diese Wirkung ist objektivierbar, weil die fasziale Reaktion auf Homöopathika messbar ist. Um es an einem Beispiel zu erklären: Es verändert sich der Puls eines Patienten, der eine Zahnreizung durch Bruxismus hat, in dem Moment, in dem man eine Resonanz mit der »Kieferknochen-Entzündungs-Nosode« herstellt. Diese Nosode ist eine kleine Probe aus einer Kieferknochenentzündung, die mit Alkohol immer weiter verdünnt wurde, bis eigentlich nichts mehr von dem Ursprungsgewebe darin enthalten ist. Klingt wie totaler Humbug, ich weiß, aber es funktioniert. Testet man den Patienten kinesiologisch, dann ist sein Bizeps erst schwach und wird plötzlich stark, wenn er die besagte Nosode in die Hand bekommt. Dieses Phänomen ist noch evidenter als die Pulsveränderung und zeigt ebenfalls an, dass der Patient eine Kieferknochenentzündung hat. Und glauben Sie mir, dem ist auch so! Man findet eine Störungsursache mit solchen homöopathischen Methoden zuverlässig und kann Patienten somit nachhaltig helfen.

Kerstin benutzte in ihrer KLINEA-Methode schon immer zwei Waagen, auf die sich ihre Patienten vor und nach einer Behandlung stellen. Das rechte Bein steht dann auf der einen, das linke auf der anderen Waage. Damit kann man die Balance der faszialen Funktion erkennen. Es gibt häufig Patienten, die große Unterschiede in der Gewichtsverteilung auf die Beine zeigen. Mit der Behandlung normalisiert sich das meistens.

Ich mache den Test auch seit einigen Jahren und stellte eines Tages zufällig fest, dass die Waagendifferenz oft verschwindet, sobald der Patient ein Homöopathikum, welches seine funktionelle, fasziale Störung behandelt, in der Hand hält. Das hat nichts mit Placebo zu tun und kann vom Patienten auch nicht willentlich beeinflusst werden. Es ist kurios, aber evident und vor allem objektiv. Für mich beweist dieses Phänomen, genau wie der kinesiologische Test oder der Nogier-Pulsreflex, dass Homöopathika über fasziale Reflexe wirken. Warum und wie sie das tun, hoffe ich in der wissenschaftlichen Aufklärung noch zu erleben. Dass sie es jedoch tun, sehe ich seit nunmehr 35 Jahren tagtäglich. Fragen Sie meine Patienten und Patientinnen.

Die Erkenntnisse über die Funktion des Faszialen Organs haben für mich einen enormen Zuwachs an Klarheit gebracht, und ich bin froh, viel esoterischen Quatsch, den ich ohnehin nie glauben konnte, somit loszuwerden. Wir sind körperliche Wesen und interagieren körperlich mit der Welt um und auch in uns. Das Fasziale Organ ist das Organ unserer Körpererfassung, der Homöostase und der Integration aller unserer Teile zu einem Ganzen.

KAPITEL 10

Erste Anlaufstelle Allgemeinmediziner: Hier wird's ganzheitlich

Täglich freue ich mich darüber, dass es für meine Patienten mit somatischen Erkrankungen Spezialisten und Spezialistinnen gibt, die ihnen helfen können. Die Aufgliederung der Medizin in Fachgebiete ist so gesehen absolut hilfreich. Es gibt Unfallchirurgen, die komplizierte Brüche wieder richten, und Orthopäden, die abgenutzte Gelenke durch künstliche ersetzen können. Kardiologinnen beheben Verschlüsse der Herzkranzgefäße mit Kathetern minimalinvasiv. Sie tauschen defekte Herzklappen aus und pflanzen Schrittmacher oder Defibrillatoren ein. Damit retten sie viele Leben. Urologen sowie Augen-, HNO- und Frauenärztinnen leisten täglich Unglaubliches und heilen Erkrankungen mit Methoden, die immer ausgeklügelter werden und ihre Patienten viel weniger belasten als noch vor wenigen Jahren. Gleiches gilt für die moderne Chirurgie und alle anderen Fachrichtungen. Das ist ein Segen, denn so können viele der körperlichen »Endstreckenerkrankungen« behandelt werden, an denen Menschen früher sehr leiden oder gar frühzeitig sterben mussten.

Aber wo Licht ist, da ist stets auch Schatten. Die immer drastischere Spezialisierung hat eine Ärzteschaft erzeugt, die außer Erkrankungen innerhalb ihres Fachgebiets nichts mehr kennt, erkennt oder therapieren kann.

Wie bereits erklärt, gehen den somatischen Endstrecken von Erkrankungen oft jahrelange funktionelle Störungen voran, die zum Großteil faszial ausgelöst sind. In dieser frühen Phase hilft nur ein ganzheitliches Denken, welches die Probleme umfassend und unter Berücksichtigung sämtlicher Teile eines Organismus erkennt und den Patienten entsprechend behandelt. Dieses ganzheitliche Vorgehen kann meiner Meinung nach nur die Allgemeinmedizin leisten.

Leider hat die heutige Spezialisierung dazu geführt, dass Patienten, sobald sie irgendeine Gesundheitsstörung bemerken, immer gleich meinen, sie müssten zu einem Spezialisten. Schmerzt ein Ohr oder hat man ein Ohrgeräusch, geht man direkt in die HNO-Praxis. Sieht man Flusen im Gesichtsfeld fliegen, wird der Augenarzt konsultiert. Schmerzt der Brustkorb, führt der Gang geradewegs zum Kardiologen. Zwickt der Bauch, geht man zur Internistin, und hat man Gelenk- oder Muskelschmerzen, sucht man einen Orthopäden auf. Bevor die jeweiligen Spezialisten mit der Therapie beginnen, erscheint es vielen Patienten und Patientinnen auch noch sinnvoll, in einer wiederum spezialisierten Praxis eine NMR oder ein CT durchführen zu lassen, denn mit bildgebenden Verfahren sieht man scheinbar, was los ist.

Nun habe ich bereits erwähnt, dass mindestens 80 Prozent der Beschwerden meiner Patienten rein faszial sind. Sie spüren zwar Symptome in irgendwelchen Körperteilen, diese sind aber funktionell und noch gar nicht mit handfesten Organveränderungen verbunden, für die man einen Spezialisten bräuchte. Im Gegenteil, bei funktionellen Erkrankungen richtet der Spezialist eher Schaden an und kostet außerdem noch viel Geld, welches dann anderswo im Gesundheitssystem fehlt.

Lebensbedrohlich Erkrankte sehen fast immer auch krank aus

Ich bin über zwanzig Jahre lang als Notarzt tätig gewesen. In einer Besprechung unserer Notarztgruppe wurde einmal analysiert, wie lange wer von uns durchschnittlich am Einsatzort verweilt und wie viele Patienten er oder sie mit ins Krankenhaus nimmt. Der Durchschnitt lag bei rund 40 Minuten Einsatzdauer und einer Krankenhauseinweisung von 70 Prozent der Patienten. Meine persönliche durchschnittliche Einsatzdauer lag mit neun Minuten ebenso deutlich darunter wie die Quote meiner Krankenhauseinweisungen von lediglich 15 Prozent. Diese Zahlen führten zu allgemeinem Gelächter.

Warum brauchte ich so viel weniger Zeit am Notfallort und schickte 85 Prozent weniger Patienten ins Krankenhaus als meine Kollegen und Kolleginnen? Der einzige Grund dafür war, dass ich mich als erfahrener Chirotherapeut mit faszialen Störungen gut auskannte, die meisten Patienten deshalb beruhigte und deblockierte und dann mit den »Sanis« wieder abrückte. Denn auch im Notarztdienst sind 80 bis 90 Prozent der Erkrankungen faszial. Ein Sanitäter sagte einmal zu mir: »Gott sei Dank hast du heute Dienst, dann müssen wir nicht so viel schleppen.«

In all den Jahren lag ich nur ein einziges Mal daneben, nämlich als ich einen 32-jährigen Lkw-Fahrer, der morgens um sieben Uhr thorakale Schmerzen bekam und dessen EKG unauffällig war, nicht als Infarktpatienten erkannte. Irgendetwas muss mir aber nicht ganz koscher erschienen sein, denn ich ließ ihn ins Krankenhaus bringen, wo sich dann eine Sonderform des Herzinfarktes zeigte. Dies war der einzige Fall in 20 Jahren, bei dem hinter der von mir vermuteten Thorax-Blockade doch eine koronare Herzkrankheit steckte.

Meine Fehlerrate war, ist und bleibt hoffentlich weiterhin überschaubar, weil es glücklicherweise so ist, dass wirklich lebensbedrohlich kranke Patienten und Patientinnen auch krank aussehen. Es ist also von großem Vorteil für Patienten und unser Gesundheitssystem, wenn ein Arzt fasziale Störungen kennt und Chirotherapeut ist. Meine Notarztkollegen waren meist Internisten oder Anästhesisten und in puncto Faszien einfach nicht bewandert. Wenn man sich dann nicht sicher ist, nimmt man den Patienten oder die Patientin eben lieber mit ins Krankenhaus.

Auch im normalen medizinischen Alltag erzeugt die Ignoranz und Unwissenheit gegenüber dem Faszialen Organ und seinen Störungen viel Unsicherheit, die häufig zu völlig unnötigen Untersuchungen führt. Besonders ärgerlich ist die wahre Flut an Bildgebungen, die dadurch ausgelöst wird. Wie in Kapitel 1 bereits beschrieben, wird der Informationsgewinn von Kernspinuntersuchungen sehr überschätzt, denn was sie zeigen, ist selten die Ursache einer Störung.

Ich habe einmal beim Zentralinstitut für die kassenärztliche Versorgung in Deutschland (Zi) angefragt, wie viele Kernspintomogramme des Rückens im ersten Quartal 2022 durch welche Fachgruppe ausgelöst wurden. Das Ergebnis: Die Allgemeinmediziner waren für 18.000 und die Orthopäden für 31.000 der insgesamt 65.000 Untersuchungen verantwortlich. Die Neurochirurgen hingegen, die dieses Instrument wirklich brauchen, um über die Indikation einer OP zu entscheiden, lösten lediglich 5.000 Kernspintomogramme aus. Ist das nicht unglaublich?

Um es einmal klar zu sagen: Stellt sich die Frage nach einer Operation nicht, braucht man auch keine Bildgebung. Man sollte diese Untersuchungen nicht zur Beschäftigung seiner Patienten und Patientinnen missbrauchen! Ich benötige pro Jahr durchschnittlich nur ein bis zwei NMRs – so werden Kernspintomogramme auch genannt – und meine Praxis ist voll mit Patienten, die Rückenschmerzen haben.

Kerstin Klinks Physio-Blick

Klar, der Mensch sollte sich möglichst viel bewegen. Das wissen auch Sie. Aber haben Sie schon einmal darüber nachgedacht, wie viel Bewegung Ihre Augen bekommen? Unsere Augen können in verschiedene Richtungen schauen: nach oben, unten, rechts und links. Sogar rollen kann man die Augen (auch jenseits der Pubertät, da wird Augenrollen nämlich häufig trainiert). Auch das Fokussieren auf verschiedene Distanzen sollte im schnellen Wechsel kein Problem darstellen. Da die meisten Berufsgruppen jedoch in geschlossenen Räumen arbeiten, beschränkt sich ihr Sichtfeld häufig auf ein paar Meter. Oft sind es sogar nur einige Zentimeter, nämlich die zwischen Sitzplatz und Bildschirm. Während wir uns in einem Raum befinden, ist unser Sehradius also sehr begrenzt.

Eine häufige und leider oft unerkannte Sehschwäche ist die Winkelfehlsichtigkeit. Rolf hat sie in diesem Buch schon erwähnt. Hierbei fehlt das dreidimensionale Sehen teilweise oder sogar komplett. In einer komplexen Rechenleistung muss das Gehirn dann ständig die dritte Dimension ergänzen, damit Abstände eingeschätzt werden können.

Bleiben Sie häufig mit Ihrer kleinen Zehe am Türstock hängen? Sind Sie ständig mit blauen Flecken übersät, weil Sie gegen Buffetkanten stoßen? Gehen immer wieder Gläser oder Teller zu Bruch, wenn Sie die Spülmaschine ein- oder ausräumen? Oder fahren Sie nur ungern nachts Auto, vor allem wenn es regnet, weil Sie irgendwie »komisch« sehen? In diesen Fällen wäre es ratsam, einen Optometristen aufzusuchen, der abklärt, ob Sie an einer Winkelfehlsichtigkeit leiden. In der Praxis fallen die betroffenen Patienten und Patientinnen vor allem dadurch auf, dass sie ihren Kopf entweder geneigt oder gedreht halten, je nach Achsenfehlstellung. Unser Kopf nimmt nämlich immer die Position ein, in der für unsere Augen der

Horizont gerade liegt. Bei einer Winkelfehlsichtigkeit kann das unter Umständen extrem vom Lot abweichen. Man kann sich leicht vorstellen, dass diese Haltung zu Kopfschmerzen, Tinnitus, Schwindel, Nacken- und Schulterschmerzen sowie Kiefergelenksproblemen führen kann.

Der erste Schritt sollte hier ein spezielles Augentraining sein, bei dem die Muskulatur beider Augen die Feinabstimmung aufeinander wieder erlernt. Selbst wenn eine Prismenbrille notwendig sein sollte, ist es ratsam, das Training fortzusetzen. Eine Prismenbrille ohne Augentraining führt in den meisten Fällen langfristig zu einer Verschlechterung der Winkelfehlsichtigkeit. Drei einfache Übungen zum Augentraining stelle ich Ihnen jetzt vor.

- *Übung 1:* Stellen Sie sich ans Fenster. Halten Sie beide Daumen nach oben, so, als ob Sie zeigen wollen, dass alles in Ordnung ist. Den einen Arm strecken Sie nach vorne aus, damit der Daumen dieser Hand (wir nennen ihn jetzt Daumen 2) so weit wie möglich von Ihren Augen entfernt ist. Den anderen Daumen (Daumen 1) platzieren Sie auf halber Strecke zwischen Nase und Daumen 2. Konzentrieren Sie sich zunächst auf Daumen 1. Warten Sie, bis Sie diesen scharf sehen. Nun wechseln Sie zu Daumen 2 und warten wieder, bis Sie diesen scharf sehen. Danach blicken Sie in die Ferne. Suchen Sie sich einen Punkt, der möglichst weit von Ihnen weg liegt. Wechseln Sie nun zwischen den drei Punkten langsam hin und her. Sie brauchen keine Reihenfolge einzuhalten. Schon bald schaffen es Ihre Augen, die verschiedenen Fixpunkte schneller zu akkommodieren, mit anderen Worten, sie scharf zu sehen. Jetzt können Sie das Tempo steigern. Achten Sie bitte darauf, dass Sie weder die Stirn runzeln noch die Augen zusammenzwicken. Und lassen Sie Ihre Schultern locker! Diese Übung trainiert das schnelle Fokussieren der beiden Augen und entlastet Ihre Nackenmuskulatur. Sie können auch bei dieser Übung wieder singen, das macht es einfacher.

- *Übung 2:* Den entspanntesten Zustand erreichen unsere Augen, wenn wir einen »Glotzer« haben, wie wir in Franken sagen. Der Betroffene stiert ins Leere und wirkt dabei abwesend. Dieses Glotzen sollte vor allem bei Bildschirmarbeit zur Entspannung der Augen ein fester Bestandteil im Alltag werden. Das bekommen Sie hin, oder? Also: Glotzen Sie ruhig blöd. Es ist gesund!

- *Übung 3:* Die dritte Übung erinnert an Kulleraugen aus Plastik. Rollen Sie beide Augen erst mit, dann gegen den Uhrzeigersinn so großamplitudig, wie es Ihnen möglich ist, also in weitem Bogen. Halten Sie den Kopf dabei möglichst still. Hiermit trainieren Sie die Koordination beider Augen.

Hier noch ein aufschlussreiches Patientenbeispiel: Die Mutter kam mit ihrem neunjährigen Sohn Jannis [Name geändert] in meine Praxis, da dieser seit seiner Einschulung ständig unter Kopfschmerzen litt. Er besuchte gerade die erste Klasse, als Corona alle Schüler ins Homeschooling verbannte. Man könnte sagen, der Schulstart dieser Jahrgänge verlief katastrophal. Zum Halbjahr der zweiten Klasse konnte Jannis noch nicht flüssig lesen. Er ließ Buchstaben aus und erfand Sätze, statt Geschriebenes wiederzugeben. Der Verdacht »Legasthenie« bestätigte sich aber in verschiedenen Tests nicht. Zur Abklärung der Kopfschmerzen suchten Mutter und Sohn eine Kinderklinik auf, die zwei MRTs durchführte, die zum Glück ohne Befund waren. Auch eine Untersuchung durch den Augenarzt blieb ohne Befund. Schlussendlich landete das Kind beim Psychologen, der den Verdacht äußerte, die Beschwerden seien psychosomatisch aufgrund der Homeschooling-Situation bei der Einschulung. Die letzte Station war ein Freund der Familie, ein Neurologe, der ebenfalls ratlos war. Allerdings schickte dieser Jannis mit einem Rezept zu uns. Diagnose: »Kopfschmerzen unklarer Genese«. Der Neurologe kennt meine Praxis aus Erzählungen seiner Arzthelferinnen, die allesamt Patientinnen bei uns sind. Bei der Anamnese erfrage ich bei Schülern zur Auflockerung das Lieblingsfach und das »No-Go-Fach«. Jannis sagte spontan: »Mathe ist super, Sport ist sch...« Ballsportarten machten ihm gar keinen Spaß. Auf Nachfrage antwortete er leise: »Der Ball ist immer schon weg, wenn ich ihn fangen will.«

Ich ließ Jannis sich auf einen Hocker setzen, drückte ihm Zettel und Stift in die Hand und bat ihn, seinen Namen aufzuschreiben. Dabei hielt er nicht nur den Kopf extrem geneigt, sondern auch das Blatt gedreht. Die Art, wie Jannis schrieb, würde ich als abenteuerlich bezeichnen. Nachdem ich ihn nach KLINEA behandelt hatte, bekam er von mir Hausaufgaben, nämlich die oben beschriebenen drei Augenübungen. Jannis war anfänglich nicht in der Lage, zwischen den Daumen hin und her zu wechseln. Es wurde ihm dabei schwindlig. Trotzdem übte er, zur großen Überraschung seiner Mutter, fleißig weiter und beherrschte nach nur 14 Tagen alle Übungen mühelos.

Beim dritten KLINEA-Termin waren die Kopfschmerzen komplett verschwunden, und Jannis schrieb mit geradem Kopf und Blatt. Schade, dass ich es versäumte, ihn von hinten zu fotografieren.

Ballsportarten mag Jannis bis heute nicht.

Über die Signale der Faszien harten Erkrankungen auf der Spur

Auf Warnungen der Faszien zu hören ist sehr wichtig und gehört zu einer wirklichen Ganzheitlichkeit in der Medizin unbedingt dazu. Ich habe da auch selbst viel dazugelernt. Vor etwa 24 Jahren hatte ich eine Patientin, die sich eines Tages darüber beschwerte, meine Wartezimmerstühle seien zu kalt und zu hart. Als ich nachfragte, ob sie das immer schon so empfunden hätte, sagte sie, früher seien dieselben Stühle für sie okay gewesen. Zufällig fand man bei dieser Patientin dann in einer Routinedarmspiegelung Darmkrebs im Enddarm. Einige Jahre später sagte mir ein Patient um die 40, er könne beim Fußball nicht mehr lange auf der Ersatzbank sitzen, weil er dann immer das Gefühl bekäme, aufs Klo zu müssen. Wegen der Geschichte mit der Patientin einige Jahre zuvor schickte ich ihn gleich zur Darmspiegelung. Und Treffer: Er hatte einen riesigen Polypen im unteren Dickdarm, der gerade noch so endoskopisch abgetragen werden konnte. Der Gastroenterologe sagte mir in einem Telefonat, es sei äußerst knapp gewesen. Wenn er es nicht geschafft hätte, den Polypen mit dem Endoskop zu entfernen, hätte der Patient eine Darmresektion mit einem künstlichen Darmausgang benötigt.

Vor ungefähr acht Wochen hatte einer meiner Patienten einen leichten Herzinfarkt. Er erzählte mir, nachdem alles wieder gut war, dass er seit zwei Jahren seine Armbanduhr am linken Arm nicht mehr hätte tragen können, weil er sonst sofort Arm- und Nackenschmerzen bekommen hätte. Er habe das aber immer ignoriert. Ich denke, auch das waren bereits fasziale Reaktionen aufgrund des zunehmenden Verschlusses der Herzkranzgefäße, die wahrscheinlich über eine Compliancereduktion des Herzens zur faszialen Dekompensation im oberen thorakalen Knoten geführt hatten. Unter

»Dekompensation« verstehe ich hier eine kurzzeitige Fehlfunktion, mit der Folge, dass gewöhnlicher Berührungsinput, wie ihn die Uhr als RNI auslöste, als extrem störend empfunden wurde.

An den genannten Fällen lässt sich sehr schön erkennen, wie man als Allgemeinmediziner über fasziale Störungen auch harten Erkrankungen auf die Spur kommt.

Meiner Meinung nach sollte jeder Allgemeinarzt eine chirotherapeutische Ausbildung erfahren, weil er damit rund 80 Prozent seiner Patienten direkt helfen kann und diese dann keine Organfachärzte mehr aufsuchen müssen.

Sicherlich würden manualtherapeutische Kenntnisse auch jedem Orthopäden das Leben erleichtern. Noch viel wichtiger aber ist es, ein Fach »Fasziologie« bereits im Medizinstudium zu verankern. Medizinstudenten könnten dann, gerne zusammen mit angehenden Physiotherapeutinnen, Wissen über das Fasziale Organ, seine Physiologie, Anatomie, Pathophysiologie, Diagnostik und Therapie erlernen. Genau wie das für alle anderen Organe bereits etabliert ist. Für Patienten und Patientinnen ist ein Fasziologe nämlich mindestens so wichtig wie ein Nephrologe, eine Gastroenterologin, ein Kardiologe, ein Urologe, eine Gynäkologin, ein Rheumatologe, ein Endokrinologe und wie die ganzen »-logen« noch so heißen. Der große Vorteil der Einbeziehung von Fasziologie ins Studium wäre auch, dass letztlich jeder Arzt wenigsten eine Idee über Faszien hätte.

Und weil das Fasziale Organ das Organ der Ganzheitlichkeit ist, sollte Fasziologie an die allgemeinmedizinischen Lehrstühle!

KAPITEL 11

Die Spur des Geldes: der wirtschaftliche Hintergrund

Glücklicherweise haben wir in Westeuropa einige der besten Demokratien der Welt, und ich weiß es sehr zu schätzen, in einer davon geboren und aufgewachsen zu sein. Alles, was eine Gesellschaft spalten kann, wird indessen auch zur Gefahr für die Demokratie. In den USA zum Beispiel gibt es noch immer die besten schulmedizinischen Universitäten. Sie betreiben Forschung auf höchstem Niveau, kommen immer wieder zu bahnbrechenden Erkenntnissen und bringen unzählige neue Therapietechniken und Medikamente hervor. Trotzdem stirbt man in den USA früh und elend, wenn man kein Geld hat. Denn nur entsprechende harte Währung gewährt einem Zugang zu den neuesten medizinischen Errungenschaften. Die Sterberate in den USA lag 2016 um 30 Prozent über der anderer hochentwickelter Industrieländer. Die miserable medizinische Versorgung ärmerer Menschen in den USA ist sicher eine der Ursachen für die tiefe Spaltung dieses Landes mit all ihren fatalen Folgen. Deshalb ist es wichtig, die medizinische Versorgung demokratisch und damit möglichst gerecht zu gestalten.

Dies ist der Grund, warum ich auch unsere deutsche Aufspaltung in Kassenpatienten und Privatversicherte schlecht finde. In meiner Praxis werden alle gleich behandelt, warten gleich lang und bekommen die gleiche Medizin. Wenn Privatpatienten das nicht mitmachen, eine bevorzugte Behandlung einfordern oder unnötige Diagnostik wünschen, fliegen sie schon mal raus. Äußert jemand bereits am Telefon Sonderwünsche, sagen meine Helferinnen immer, wir seien eine demokratische Praxis, in der jeder gleich behandelt werde. Wer das nicht einsieht, braucht nicht zu kommen. Es gibt in Deutschland aber auch Praxen, die sogar zwei Wartezimmer für die beiden Patientengruppen vorhalten, was mich immer ein wenig an Apartheid erinnert.

Der Unterschied zwischen wirksamen und lukrativen Therapien

Natürlich ist es auch für mich leichter, einen Privatpatienten zu behandeln, weil ich dann mehr therapeutische Möglichkeiten habe, für die ich mich vor den Kassen nicht zu rechtfertigen brauche. Ich verdiene auch etwas mehr, wobei der Unterschied in meiner Praxis nicht viel ausmacht. Das ist bei Organfachärzten anders, sie bekommen hierzulande für die gleichen Untersuchungen bei Privatpatienten und -patientinnen deutlich mehr als bei Kassenpatienten. Dies führt oft dazu, dass bei Privatpatienten Untersuchungen gemacht werden, die gar nicht nötig und manchmal sogar gefährlich sind.

Privatpatienten werden beispielsweise erst einmal geröntgt, dann geht es ins CT, um anschließend noch ein NMR zu machen. Der Patient oder die Patientin hat dann, ohne einen diagnostischen Zusatzgewinn, zumindest mehr Strahlung abbekommen. Unsinnigerweise wurde aber auch mehr Geld verbraucht, das dem System dann anderswo fehlt. Man sollte nämlich bedenken, dass auch Privatpatienten in einer Solidargemeinschaft mit den anderen Privatversicherten sind. Stellen sie überzogene Ansprüche, sollten sie deshalb auch nicht jammern, dass ihre Versicherungsbeiträge immer weiter steigen.

Wenn man für eine Chirotherapie bei einem Privatpatienten etwa 19 Euro bekommt, für die CT-gesteuerte Infiltration eines Facettengelenks, welche vermeintlich einen Rückenschmerz bessert, aber 500 Euro, dann ist klar, was ich als Neurochirurg lieber mache, auch wenn es vielleicht etwas unredlich ist. Und wenn ein Orthopäde mit meist sinnlosen Röntgenaufnahmen Geld verdienen kann, macht er das häufig auch.

Betrachtet man die Kosten für die 60.000 NMR-Untersuchungen, die in Deutschland in einem einzigen Quartal stattfinden, kommt man auf ca. 7,8 Millionen Euro. Denn ein Radiologe bekommt für ein NMR von den gesetzlichen Krankenkassen ca. 120 bis 150 Euro. Von Privatversicherungen erhält er für die gleiche Untersuchung bis zu 600 Euro. Ich gehe davon aus, dass der größte Teil davon völlig sinnlos ausgegeben wird, denn wir behandeln ja alle die gleichen Patienten.

Genauso drastisch verhält es sich mit einer großen Anzahl der Gelenkoperationen. In Deutschland werden pro Jahr rund 92.000 Schulteroperationen durchgeführt. Und dabei lindern diese Operationen die Beschwerden nicht mehr als eine konservative Therapie, welche hauptsächlich aus Physiotherapie besteht. Beide Therapien sind also gleichwertig. Ich würde sogar sagen, die Operation richtet eher noch Schaden an, denn der Patient hat dann eine Narbe und seine Schulter wird drei Monate lang ruhiggestellt, was zu einem Abbau der Muskulatur führt. Nun ist das menschliche Schultergelenk aber praktisch nur muskulär geführt, deshalb ist es so beweglich. Es ist also in seiner Funktion maßgeblich auf seine Muskulatur angewiesen, was bedeutet, dass es sehr aufwendig ist, ein operiertes Gelenk wieder in Bewegung zu bringen. Dazu bedarf es immer paralleler Krankengymnastik im eigentlichen Wortsinn sowie manueller Therapie, weil die Schulter eine reibungslose fasziale Funktion braucht.

Die Kosten für eine Schulteroperation, einschließlich Voruntersuchungen und der Anästhesie, liegen zwischen 1.500 bis 5.000 Euro bei Übernahme durch die gesetzlichen Krankenkassen. Bei Privatpatienten bekommt der Operateur noch mehr.

Es ist meiner Meinung nach so gut wie nie nötig, Schulterprobleme operativ zu behandeln. Jedenfalls hatte ich in den 22 Jahren meiner Niederlassung nur zwei Patienten, die operiert werden mussten. Beide bekamen ein künstliches Gelenk, da sie durch ihre Arbeit in der Landwirtschaft schlimme Arthrose hatten. Alle anderen meiner vielen Schulterpatienten bekam ich, zusammen mit fähigen Physiotherapeutinnen, ohne Operation gesund.

Ich bekomme pro Kassenpatient immer in etwa das Gleiche, nämlich rund 50 Euro pro Quartal. Wir Allgemeinmediziner können in Deutschland die meisten Leistungen bei Kassenpatienten nicht gesondert abrechnen, weshalb das Allermeiste durch eine Pauschale abgegolten wird. Ein Physiotherapeut bekommt für 20 Minuten manuelle Therapie etwa 30 Euro. Für die meisten Patienten und Patientinnen sind sechs Behandlungen ausreichend, wenn man faszial behandelt. Denn auch Schulterprobleme sind fast immer faszial ausgelöst.

Alle faszialen Therapieansätze sind kostengünstig – leider

Wenn man weiß, wie viel Geld da ist und an wen es verteilt wird, kann man auf die Aktivitäten der verschiedenen Organfacharzt-Lobbys schließen, kostengünstige fasziale Therapieansätze zu verhindern. Es interessiert dabei nicht das Patientenwohl oder die Sinnhaftigkeit der Therapie, sondern allein der Verdienst. Radiologen verdienen mit sinnloser Bildgebung viel Geld. Orthopäden haben schon deshalb kein Interesse am Ausbau faszialer Therapieansätze, weil sie mit Chirotherapie, Akupunktur und all den anderen faszialen Therapien viel weniger verdienen würden als heute.

Vielleicht ist dies auch ein Grund, warum es noch immer keine Lehrstühle und nur sehr wenige Forschungseinrichtungen gibt, die sich mit dem Faszialen Organ befassen. Und natürlich hat auch die Pharmaindustrie kein Interesse, Umsätze mit all den Medikamenten zu verlieren, die aus mangelndem Wissen über die Häufigkeit faszialer Erkrankungen und deren Behandlung gegeben werden. Denn was setzen Ärzte und Ärztinnen im Allgemeinen ein, um fasziale Schmerzen zu behandeln? Richtig: Schmerzmedikamente!

Besonders beliebt sind die sogenannten nichtsteroidalen-Antirheumatika (NSAR), die Entzündungen hemmen. Zu diesen zählen Ibuprofen, Diclofenac und Piroxicam, außerdem die sogenannten Coxibe sowie noch eine ganze Reihe anderer Substanzen. Wenn man nun aber, genau wie Sie jetzt, weiß, dass die allermeisten faszialen Schmerzen absolut nichts mit Entzündungen zu tun haben, sondern durch neuronale Aktivierungen von faszialen Nozizeptoren verursacht sind, kann man leicht erkennen, dass NSAR nicht helfen. Nicht helfen können! Trotzdem werden sie aus Unwissenheit gegeben, mit der Folge, dass jährlich schätzungsweise 60.000 Menschen allein in Deutschland an deren Nebenwirkungen – wie Magen- und Darmblutungen, Nieren- und Herzversagen – sterben.

Es gibt ohnehin nur sehr wenige Medikamente gegen fasziale Schmerzen und Funktionsstörungen. Das sind zum einen Morphine, die aber nur sehr selten gebraucht werden. Sie können sinnvoll sein, um vielleicht einmal massive Schmerzen zu nehmen, damit man manualtherapeutisch an den Patienten herankommt. Alle Morphine können abhängig machen und haben als Nebenwirkungen Schlafstörungen, Depressionen, Müdigkeit, Verstopfung und Übelkeit. Ich verschreibe sie für fasziale Erkrankungen nur sehr selten.

Das Gleiche gilt für die zentral, also im Hirn ansetzenden Medikamente, wie Antidepressiva, Neuroleptika oder Antiepileptika wie beispielweise Prägabalin. Ich gebe manchmal auch trizyklische Antidepressiva, wie Mirtazapin, Amitryptillin, Opipramol oder Trimipramin, um die schlafregulierende Wirkung dieser Substanzen zu nutzen und psychische Affektionen des Bindegewebes wie Bruxismus oder direkte, limbische Einflüsse zu verringern. Das ist aber meist gar nicht nötig.

Viel häufiger habe ich Patienten, die seit Längerem ein Medikament aus der Gruppe der nichtsteroidalen-Antirheumatika gegen ihre Schmerzen nehmen und irgendwann wegen der Nebenwirkungen vom Gastroenterologen einen Säureblocker und vom Kardiologen gegen die Herzinsuffizienz und den Bluthochdruck einen Betablocker sowie ein Diuretikum bekommen haben. Viele nehmen außerdem noch ein Antidepressivum, denn sie sind ja psychogen überlagert. Manche bekommen zusätzlich noch weitere »Schmerztherapien« mit Morphinen und all den anderen oben genannten Medikamenten. Es kommen Patienten zu mir, die locker zehn verschiedene Substanzen schlucken und denen es trotzdem weiter schlecht geht. Ich setze dann immer alles ab und behandle faszial, indem ich die Patienten chirotherapiere, eine Physiotherapie einleite und versuche, die Ursache zu beheben.

Nun sind aber all die faszialen Therapieansätze kostengünstig und bringen keiner anderen Interessengruppe mehr Geld – den Radiologen nicht, den operativ Tätigen nicht und auch nicht der Pharmaindustrie und den Apotheken. Wer hat dann noch ein Interesse am Ausbau faszial-therapeutischer Infrastruktur? Außer den Physiotherapeutinnen, den faszial tätigen Ärzten, also den Chirotherapeuten, den Krankenkassen und natürlich den Patienten und Patientinnen?

Ich hoffe deshalb inständig, das Interesse am Faszialen Organ an Universitäten und Lehreinrichtungen möge wachsen, auch ohne dass satte Gewinne für einzelne Lobbygruppen winken. Noch mehr hoffe ich, die Krankenkassen würden bald die Einsparpotenziale erkennen, die aus der Förderung faszial tätiger Ärzte und Ärztinnen erwachsen. Dafür müsste man diese vielleicht etwas besser bezahlen und außerdem Neuraltherapien, Laserakupunkturen und alle anderen faszialen Therapien abrechenbar machen.

Liebe Kassen, glauben Sie mir, das sind im Vergleich zu den Unsummen für Bildgebung und Operationen sowie für Pharmakotherapien samt ihren Sekundärkosten durch deren Nebenwirkungen lachhafte Beträge. Und wenn wir schon dabei sind, bitte zahlen Sie auch mehr für die »sprechende« Medizin, denn darin liegt ein größeres Potenzial als in immer mehr Apparatemedizin.

Ich hoffe auch, die Politik hat irgendwann ein Einsehen und schafft dieses schädliche Zweiklassensystem aus Privat- und Kassenpatienten endlich ab. So würden nämlich auch die Betuchteren zu Mitgliedern einer demokratischen Solidargemeinschaft.

Und bitte, werte Politikerinnen und Politiker, lassen Sie uns Ärzten das medizinische Cannabis. Es ist segensreich!

Cannabispräparate sind sowohl wirksam als auch kostengünstig

Ich setze Cannabis in meiner Praxis immer häufiger ein. Die Cannabispflanze, die zur botanischen Gattung der Hanfgewächse gehört, enthält zahlreiche sogenannte Cannabinoide, von denen zwei besonders wirksam sind: Tetrahydrocannabinol (THC) und Cannabidiol (CBD). Beide wirken über unsere Rezeptoren für das körpereigene Hormon Anandamid. Der Name »Anandamid« leitet sich vom Wort »Ananda« ab, was in der altindischen Sprache Sanskrit »Glückseligkeit« bedeutet. THC befördert das Vergessen negativer Gedächtnisinhalte und distanziert Patienten und Patientinnen von bedrückenden Erinnerungen. Außerdem entspannt es und fördert den Schlaf. CBD hat interessante immunologische Eigenschaften, stärkt die Infekt- und Tumorabwehr und wirkt positiv gegen Autoimmunerkrankungen. Ich habe vier Patienten mit Morbus Crohn oder Colitis ulzerosa, beides sind Autoimmunerkrankungen, bei denen das Immunsystem den Darm attackiert, was zu ständigen Darmentzündungen mit Schmerzen und Durchfällen führt. Alle vier wurden vorher mit sogenannten Biologika behandelt.

Ein Biologikum kostet 1.500 bis 4.000 Euro pro Dosis und muss alle vier bis sechs Wochen gegeben werden, was anstandslos von den Kassen bezahlt wird.

Die vier landeten bei mir, weil sie zusätzlich massive fasziale Beschwerden hatten. Das ist klar, denn die genannten Darmstörungen affizieren über die Compliancereduktion des Darms das Fasziale Organ, was zu Kopf- und allen anderen gelotischen Schmerzen führt.

Ich habe alle vier Patienten auf balancierte Cannabisextrakte umgestellt. »Balanciert« bedeutet, dass die Extrakte in gleichen Anteilen THC und CBD enthalten. Alle Patienten sind damit völlig gesund und benötigen keine Biologika mehr.

Einer der Patienten ist um die vierzig und leitet eine große Bäckerei mit 300 Angestellten, hat also viel Stress. Er berichtete mir neulich, dass er erstmals seit 20 Jahren wieder geformten Stuhlgang habe, sich prächtig fühle und anders als früher nicht mehr mit dem Darm auf Stress reagiere. Auch Kopfschmerzen habe er kaum noch.

Leider ist es in Deutschland noch sehr aufwendig, eine Kostenübernahme für Cannabispräparate durch die Kassen zu erwirken. Man muss dazu einen mehrseitigen Antrag ausfüllen und dann erst einmal warten. Die meisten Anträge werden abgelehnt, wogegen man dann Widerspruch einreichen muss. Ein sinnloser Bürokratismus und eine Zumutung nicht nur für mich, sondern vor allem für meine Patienten.

Da meine Patienten immer erst auf eigene Kosten Cannabis probieren, stelle ich die Anträge nur dann, wenn die Patienten deutlich profitieren. Trotzdem muss ich bei 80 Prozent der Anträge in Widerspruch gehen. Und das bei Therapiekosten von lediglich ca. 130 Euro für drei Monate. Biologika für Tausende Euro darf ich dagegen einfach so aufschreiben. Morphine ebenfalls, das interessiert niemanden. Seltsam, oder?

Man hat manchmal den Eindruck, unser Gesundheitssystem ist krank und bedarf erst einmal selbst einer Therapie.

KAPITEL 12

Auf Augenhöhe: das Zusammenspiel von Medizin und Physiotherapie

In unseren Kursen für Physiotherapeuten fordern wir diese immer auf, Ärzte und Ärztinnen über die Möglichkeiten der Physiotherapie zu informieren. Denn Mediziner wissen meist absolut nicht, was Physiotherapeuten für die gemeinsamen Patienten leisten können. Wie ich bereits berichtet habe, ist mir das lange auch so ergangen. Ich hatte die typische Vorstellung eines Arztes, »Krankengymnasten« machten eben Gymnastik mit Kranken. Aus meiner unfallchirurgischen Klinikzeit kannte ich das auch nur so. Die zumeist weiblichen Physiotherapeuten kamen auf die Station und übten mit den Operierten, um deren Beweglichkeit wiederherzustellen. Von einem Faszialen Organ oder überhaupt von Faszien wusste ich vor 27 Jahren noch nichts. So geht es den meisten Ärzten, die dann Zeit ihres Lebens »Krankengymnastik« verordnen, sobald jemand sich nicht mehr bewegen kann.

Wenn wir aber die Kursteilnehmer und -teilnehmerinnen ermutigen wollen, mit den Ärzten ihrer Umgebung Kontakt aufzunehmen, um sie über all die faszialen Störungen zu informieren, die einer manuellen Therapie zugänglich sind, stoßen wir immer auf dasselbe: blanke Angst. Da sitzen oft sehr erfahrene Physiotherapeuten, die sich ihr Berufsleben lang fortgebildet haben und häufig auch noch Osteopathen sind – eine Ausbildung, die sich über Jahre erstrecken kann –, und sie scheuen sich, Ärzte und Ärztinnen anzusprechen.

Der Grund für diese Zurückhaltung liegt in den schlechten Erfahrungen, welche die allermeisten Physiotherapeuten mit meiner Zunft gemacht haben.

Warum Ärzte häufig nicht mit Physiotherapeuten sprechen wollen

Um das Verhältnis zwischen Ärzten und Physiotherapeuten zu verstehen, muss man zunächst einmal wissen, dass wir Ärzte in Deutschland Budgetierungen unterliegen. Das bedeutet, jeder Patient, der in eine Arztpraxis kommt, bringt eine fiktive Summe Geldes mit, die für Physio- und Ergotherapie sowie Logopädie ausgegeben werden kann. Denn alle diese drei »Heilmittel« werden aus demselben Topf bezahlt. Derzeit werden einem Patienten 19 Euro pro Quartal an sogenanntem Heilmittelbudget zugestanden. Wenn ein Arzt nun sechs Einheiten manuelle Therapie à 20 Minuten verordnet, kostet das rund 180 Euro. Er braucht dann also zehn Patienten, um die Physiotherapie für einen davon bezahlen zu können. Wobei die neun anderen nichts brauchen dürfen, jedenfalls nichts aus dem Heilmitteltopf. Verordnet man als Arzt mehr Therapie, als das Budget zulässt, kann man in Schwierigkeiten kommen.

Ich liege immer 180 Prozent über meinem Heilmittelbudget, gebe also viel mehr als vorgesehen für Physiotherapie aus. Glücklicherweise hat man eingesehen, dass zu mir besonders viele Patienten und Patientinnen kommen, die Physiotherapien benötigen, weil ich eine gewisse Spezialisierung für fasziale Störungen habe. Außerdem muss ich für meine behinderten Patienten aus dem Auhof überdurchschnittlich viel Physiotherapie verordnen, da die meisten von ihnen irgendwelche Lähmungen und andere Gebrechen haben und daher etwas von den drei genannten »Heilmittelerbringern«, wie sie im Amtsdeutsch heißen, brauchen. Deshalb sind mir »Praxisbesonderheiten« eingeräumt worden. Andere Ärzte ohne anerkannte Besonderheiten leben immer in der Angst, ihr Budget zu überschreiten. Dies führt dazu, dass vielen ihrer Patienten eine kurative Physiotherapie gar nicht angeboten wird. Zusätzlich verstärkt wird das Dilemma durch das ärztliche Unwissen über Faszien.

Wenn nun also eine Physiotherapeutin bei einem Arzt anruft und mit diesem über die therapeutischen Möglichkeiten, über Patientenfälle, die Verlängerung einer Therapie oder gar einen Wechsel des Heilmittels sprechen möchte, schrillen bei den allermeisten meiner Kollegen die Alarmglocken. Sie fürchten nämlich, die Physiotherapeutin wolle ihnen etwas verkaufen, das ihr schönes Budget strapaziert. Die Folge ist häufig ein brüskes Nein zu jeder Kommunikation mit der Physiotherapeutin, das oft bereits durch eine Helferin am Telefon ausgerichtet wird.

Zu einem unserer ersten Kurse kam eine komplette Praxis aus Würzburg mit fünf Physiotherapeuten. Auch sie forderten wir auf, mit Ärzten zu sprechen. Einige Wochen nach dem Kurs rief mich der Praxisinhaber völlig aufgelöst an, weil er versucht hatte, einem Orthopäden zu erklären, dass er mit »Krankengymnastik« bei einem gemeinsamen Patienten nicht weiterkomme und das Rezept in »manuelle Therapie« geändert werden müsse, da die Beschwerden des Patienten faszial seien. Auch dieser Physiotherapeut wurde zu dem Arzt gar nicht erst vorgelassen. Drei E-Mails an den Kollegen blieben ebenfalls unbeantwortet. Bei einem letzten Anrufversuch ließ der Kollege ausrichten, der Physiotherapeut solle ihn bitte nicht mehr so »impertinent« belästigen.

Ich war darüber entrüstet, denn natürlich haben Kassenärzte die Pflicht, mit anderen Therapeuten den Austausch zu suchen, um dem Wohl des Patienten zu dienen. Ich schrieb dem Kollegen deshalb selbst eine E-Mail, schilderte die Situation, machte aber auch deutlich, dass ich Kommunikationsverweigerung von Ärzten gegenüber Physiotherapeuten unhöflich und nicht akzeptabel fände. Abschließend forderte ich den Kollegen auf, die interdisziplinäre Zusammenarbeit zu unterstützen, weil das dem Patientenwohl diene. Immerhin bekam ich eine Antwort, allerdings eine sehr unwirsche. Was mir überhaupt einfalle, schrieb der Kollege. Zwar gebe er mir in puncto interdisziplinärer Zusammenarbeit recht, wolle diese aber keinesfalls auf Physiotherapeuten ausdehnen. Außerdem meinte er, meine Intervention habe bei ihm lediglich eines bewirkt, nämlich die Zusammenarbeit mit besagter Physiotherapiepraxis umgehend einzustellen. Man werde sich noch wundern.

Daraufhin beschwerte ich mich bei der Kassenärztlichen Vereinigung und der zuständigen Krankenkasse über das Verhalten des Kollegen. Ich bekam dann lange nichts mehr von der Sache mit. Der betroffene Physiotherapeut erzählte mir irgendwann bei einem Aufbaukurs, dass das alles noch für einigen Wirbel gesorgt hätte und der Kollege, nachdem er auch noch mit OP-Instrumenten nach Schwestern geworfen hatte, die orthopädische Praxis verlassen hätte. Anschließend funktionierte endlich die Zusammenarbeit zwischen den Physiotherapeuten und besagter orthopädischer Praxis. Ein wirtschaftlicher Schaden für die Physiotherapie-Praxis war durch den Streit mit dem Kollegen nicht entstanden.

Das Blatt beginnt sich zu wenden – zum Wohle der Patienten

In Ländern, in denen die Physiotherapie akademisiert ist, man das Fach also studieren kann, ist die Situation längst ganz anders als hier beschrieben. Dort klappt die Zusammenarbeit zwischen Medizinern und Physiotherapeuten sehr gut. In Deutschland funktioniert sie bisher kaum, außer unter den betreuenden Therapeuten von Leistungssportlern. Im Sport ist es nämlich unerlässlich, dass Ärzte und Physiotherapeuten eng kooperieren, weil sonst der Erfolg ausbliebe und die Vereine oder die Sportler selbst sich beschweren würden. Da Therapieerfolge im Gesundheitswesen leider nicht für den einzelnen Arzt personalisiert gemessen werden, besteht für die meisten meiner Kollegen und Kolleginnen bisher noch keine Veranlassung zu einer engen Kooperation mit Physio-, Logo- und Ergotherapeuten.

Aber selbst wer als Arzt oder Ärztin an die Wirksamkeit von Physiotherapie glaubt, bekommt Steine in den Weg gelegt. Es gibt einen Heilmittelkatalog, in dem Bürokraten offenbar ohne jede Sachkenntnis festgelegt haben, wie viele Therapieeinheiten eines Heilmittels für die jeweilige Störung bezahlt werden. Sie können sich vorstellen, dass 20 Minuten für eine Therapie am Faszialen Organ mit seinen komplexen Zusammenhangen ein glatter Witz sind und absolut nichts bringen. Ich verordne deshalb seit Langem nur noch Doppeltermine, weil das besser ist, als für eine unnütze Therapie Geld zu verbrennen. Man braucht zum Ausstellen eines Physiotherapierezeptes übrigens ein eigenes Softwaretool, weil dabei so viele Regeln befolgt werden müssen, dass man das nur mit Software-Unterstützung schafft. Auch hier zeigt sich die Absurdität von Bürokratie erbarmungslos.

Und natürlich fehlen in dem Katalog die meisten faszialen Störungen, weil den Experten ja gänzlich unbekannt ist, wie häufig diese sind und hinter welchen Problemen sie stecken. Also mache ich beispielsweise aus 18 möglichen Behandlungen – das ist für die meisten Erkrankungen das maximal Erlaubte – neun Doppeltermine alle zwei Wochen. Denn auch ich möchte gerne verhindern, mein Budget noch weiter zu überschreiten. Glücklicherweise sind die Doppeltermine sehr effektiv, und man bekommt die meisten Patienten damit wieder gesund.

Aus den genannten Gründen hat sich auch Kerstin vor zwei Jahren dazu entschlossen, nur noch 40-minütige Doppeltermine anzubieten. Einerseits um den Patienten überhaupt wirksam helfen zu können, andererseits aber auch, um ihr Team zu schützen. Denn mit den 20-minütigen Standardterminen kann kein Physiotherapeut arbeiten, außer ihm ist alles egal, was dann natürlich im Ergebnis fatal ist. Kerstin informierte sämtliche meiner Kollegen und Kolleginnen in der Umgebung über ihr neues Vorgehen – und stieß allerorten auf Schweigen. Sie hatte damals richtig Angst, ihr Team aus 16 erstklassigen Therapeutinnen und Therapeuten sowie vier Anmeldedamen irgendwann nicht mehr bezahlen zu können, weil die Ärzte nicht bereit sein könnten, Rezepte für 40-Minuten-Termine auszustellen. Glücklicherweise nahm das Ganze eine gute Wendung, denn alsbald forderten die Patienten und Patientinnen von ihren Ärzten die Verordnung von Doppelterminen vehement ein und waren auch nicht bereit, in andere Physiotherapie-Praxen abzuwandern, wie es ihnen oft nahegelegt wurde. Außerdem kamen einige der Ehepartner der Ärzteschaft – die natürlich alle privat versichert sind – zur KLINEA-Therapie in Kerstins Praxis und sorgten dann zu Hause am Esstisch für die Durchsetzung der neuen Regeln.

Physiotherapeutinnen haben es also erst mal nicht so leicht mit uns Ärzten. Andererseits beobachten wir in jüngster Zeit immer häufiger, dass wunderbare Zusammenarbeiten entstehen, sobald das Eis erst mal gebrochen ist. Davon profitieren alle: die Ärzte, weil sie ihr Budget sinnvoll ausgeben, die Therapeutinnen, weil diese effizienter behandeln können, und schließlich am allermeisten die Patienten und Patientinnen.

Kerstin Klinks Physio-Blick

Physiotherapie, die
Substantiv, feminin

Behandlung bestimmter Krankheiten mit Wärme, Wasser, Strom usw. sowie Krankengymnastik und Massagen

So definiert der »Duden«, was wir Physiotherapeuten beruflich machen. Auweia!

Hier erkennt man die allgemeine, etwas verkrustete Meinung über Physiotherapie, nämlich mit Patienten Gymnastik zu üben und ein wenig massierend »an ihnen rumzumachen«, wie es der Vertriebsleiter eines Handels für Therapieliegen neulich ausdrückte.

Woher rührt dieses wirklichkeitsfremde Bild der Physiotherapie, das auch in den Köpfen vieler Ärzte und Patienten steckt? Sicherlich auch an der völlig uneinheitlichen Ausbildung von Physiotherapeuten, die zum großen Teil durch Ärzte und Ärztinnen erfolgt, die weder etwas über die Existenz eines Faszialen Organs noch über dessen Aufgaben wissen. Eigentlich ist es bei uns »Physios« genau wie bei den Ärzten: Alles, was wir wirklich für unseren Job brauchen, lernen wir erst nach der Ausbildung. Man kann als Berufsanfänger so gut wie nichts, was einem bei der Behandlung von Patienten hilft.

All die Theorie über Anatomie, Physiologie, Pathologie und so weiter steht mit Berufsbeginn mehr oder weniger sinnentleert da, lernt man doch in der Ausbildung nur rudimentäre »Bindegewebsmanipulationen«, ohne deren Wirkmechanismus oder Sinn und Zweck erklärt zu bekommen. Gelernt hat man stattdessen viel Nutzloses, wie Pezziball-Übungen nach Klein-Vogelbach oder Klapp'sches Kriechen im Rahmen der Bewegungslehre. Glauben Sie mir, das ist in der alltäglichen Praxis nicht hilfreich. Also macht man sich als engagierter Berufseinsteiger auf und finanziert sich selbst zahllose Fortbildungen, die Praxisrelevanz haben könnten. Mir ging das genauso. Ich verbrachte die ersten zehn Jahre nach meiner Ausbildung praktisch jedes zweite Wochenende auf teuren Fortbildungen, wo ich mir nach und nach die nützlichen Dinge für meine Praxis zusammensammelte. Alle engagierten Kollegen, die ich kenne, berichten Ähnliches.

Allmählich wurde ich immer besser, hatte aber oft bei Patienten und Patientinnen keine langfristigen Erfolge, was mich ärgerte. 2006 begegnete ich Rolf, der damals schon seine eigenen Gedanken über Faszien hatte. Physiotherapie war für ihn in der Behandlung faszialer Störungen maßgeblich. Auch mir war nach der Weiterbildung zur Manualtherapeutin bereits klar, dass wir nicht an der Beweglichkeit von Gelenken arbeiteten, indem wir irgendwelche Mikrofehlstellungen behandelten, wie uns das immer suggeriert wurde. Und auch ich warf damals schon viel Quatsch über Bord und nahm die Faszien ins Visier. Allerdings dachte ich zu der Zeit noch rein mechanistisch.

Ist man also irgendwann ein versierter und vielleicht sogar guter Therapeut, beginnt man, an den strukturellen Verhältnissen durch die Vorgaben des deutschen Kassensystems zu verzweifeln. Diese sehen nämlich eine kausale Krankheitsbehandlung und eine Kurierung von Leiden durch den Physiotherapeuten gar nicht vor. Das ist den Ärzten vorbehalten.

Hier die vier größten Fehler des Systems, die einer heilenden Therapie im Wege stehen:

1. Ärzte werden in Deutschland von ihrer Kassenärztlichen Vereinigung dazu angehalten, möglichst kostengünstige Therapien zu verordnen. Deshalb wird meist nur »Krankengymnastik« verschrieben, die bei den meisten faszialen Störungen gar nichts bringt. Mit Krankengymnastik kann man die Folgen eines Bruchs oder die Bewegungseinschränkung nach dem Einsetzen einer Knieprothese behandeln, aber keinen Tinnitus und keine faszialen Schmerzen. Hier bedarf es der »manuellen Therapie«. Die meisten Ärzte und Ärztinnen wissen allerdings gar nicht, was das ist. Weil manuelle Therapie auch etwas teurer als Krankengymnastik ist, wird vom Arzt meist nur Letztere verordnet – in der Hoffnung, der Physiotherapeut werde schon irgendwie richtig behandeln.

2. Im Heilmittelkatalog, der sämtliche Maßnahmen der Physiotherapie definiert und festlegt, welche Therapie bei welcher Krankheit »sinnvoll« ist, sind für Krankengymnastik 15 Minuten vorgesehen. In dieser Zeit muss der Patient sich aus- und wieder anziehen und der Physiotherapeut seine Anamnese machen sowie das alles auch noch dokumentieren. Somit bleiben effektiv maximal zehn Minuten für die tatsächliche Therapie übrig – was kein qualifizierter Therapeut mit seinem Gewissen vereinbaren kann. Deshalb arbeiten die meisten Praxen schon im 20-Minutentakt, was trotzdem leider für eine ursachenorientierte Therapie bei Weitem nicht ausreicht.

3. Die Diagnose und das Heilmittel in der ärztlichen Verordnung sind für den Physiotherapeuten verpflichtend. Sonst riskiert er seine Zulassung! Sie glauben nicht, wie oft ich bei Ärzten anrufe und um die Umschreibung von

Rezepten von Krankengymnastik auf manuelle Therapie bitte – weil Ärzte und Ärztinnen den Unterschied und die Indikation der beiden Methoden nicht kennen, ich aber nur das machen darf, was in dem Rezept steht.

4. Wie Rolf bereits beschrieben hat, lehnen manche Ärzte die Kooperation mit Physiotherapeuten immer noch rundweg ab. Sie weigern sich also auch, ihre Rezepte zu ändern, was dann vor allem für den Patienten fatal ist. Die Lösung, die manche meiner Kollegen und Kolleginnen finden, ist illegal und für sie wirtschaftlich schädlich. Sie machen nämlich einfach keine Krankengymnastik, sondern manuelle Therapie, wofür sie eigentlich etwas mehr Geld bekämen. So ist aber wenigstens dem Patienten geholfen.

Aus den genannten und noch vielen anderen Gründen ist es unerlässlich, das Wissen über fasziale Störungen in die Medizin zu bringen.

Hier noch ein paar Tipps, was Sie als Patientin oder Patient selbst tun können, um eine effektive Therapie zu ermöglichen, wenn Sie einen Termin bei einem Physiotherapeuten haben:

- Erscheinen Sie fünf Minuten vor dem vereinbarten Termin, denn so lässt sich bequem der Schreibkram erledigen, ohne dass der Therapeut in Bedrängnis kommt. Nichts ist für uns ärgerlicher, als bei einem vollen Terminplan auf einen Patienten warten zu müssen.
- Schalten Sie Ihr Handy aus. Die Zeit auf der Behandlungsliege und die Aufmerksamkeit des Therapeuten gehören Ihnen ganz allein.
- Bitte keine tausend Knöpfe. Tragen Sie bequeme, leicht auszuziehende Kleidung, um möglichst viel Behandlungszeit nutzen zu können.

- Lassen Sie Ihren Schmuck zu Hause. Ketten stören bei einer Behandlung im Halsbereich. Das Gleiche gilt für große Ohrringe.
- Überlegen Sie vorher, *ob* und *wie* sich Ihre Beschwerden seit der letzten Behandlung verändert haben. Ihr Therapeut wird Sie das vermutlich fragen.
- Teilen Sie Behandlungserfolge unbedingt Ihrem Arzt mit. Dieser hat die Verordnung ausgestellt und sollte an einem Feedback interessiert sein.

Irgendwann haben Kerstin und ich begonnen, Fortbildungen zum Faszialen Organ für Allgemeinärzte anzubieten, und zwar unter dem Dach des Bayerischen Hausärzteverbandes, wo wir von Anfang an Unterstützung fanden. Ich wollte aus Gründen einer möglichst ganzheitlichen Sicht immer Kerstin dabeihaben, und es war keine Schwierigkeit, das durchzusetzen. Im Gegenteil, die für Fortbildungen zuständige Abteilung des Verbandes war richtig angetan von der Idee. Jetzt läuft eine Fortbildung immer so ab, dass ich in einem zweistündigen Vortrag den theoretischen Teil über das Fasziale Organ beisteuere und Kerstin anschließend Tests, Untersuchungsmethoden und einfache Behandlungstechniken zeigt. Mit der Folge, dass ich im zweiten Teil der Veranstaltung eigentlich völlig überflüssig werde, da sich alle Kursteilnehmer um Kerstin scharen und oft gar nicht mehr gehen wollen. In der Benotung der Kursteile durch die Teilnehmer – die zwingend ist –, bekomme ich Durchschnittsnoten zwischen 1,1 und 1,4 und Kerstin immer eine glatte 1. Etwas ist faul im Staate Dänemark …

Doch wie auch immer, man sieht nicht zuletzt an unserem Beispiel, welche wunderbaren Früchte eine gute und enge Zusammenarbeit von Physiotherapeutinnen und Ärzten tragen kann. Ganz abgesehen davon, wie vorteilhaft dies für die Patienten und Patientinnen, aber auch für die wirtschaftlichen Ressourcen des Gesundheitssystems ist. Sollte es in der Kommunikation Ihres Arztes und Ihrer Physiotherapeutin hapern, schreiten Sie also ruhig ein.

KAPITEL 13

Heilende Hände: Ohne Berührung geht es nicht

Wer als »guter Arzt« oder »gute Ärztin« eingeschätzt werden will, sollte seine Patienten berühren. Da reicht schon ein Händedruck bei der Begrüßung. Die amerikanische Studie, die das gezeigt hat, habe ich in einem früheren Kapitel bereits zitiert. Berührungen sind also ein prima Marketinginstrument für uns Ärzte. Aber sie sind noch viel, viel mehr! In meinen Augen sind sie das Instrument der ärztlichen Kunst schlechthin. Glauben Sie mir, die körperliche Untersuchung macht die meisten bildgebenden Verfahren überflüssig.

Nun kommen täglich Patienten in meine Praxis, die bisher noch nie von einem Arzt körperlich untersucht oder auch nur berührt wurden. Viele davon waren bereits wegen ihrer faszialen Schmerzen beim Orthopäden. Bei meinen kurzen Tätigkeiten in orthopädischen Kliniken erlebte ich genau das, was Patienten und Patientinnen mir bis heute berichten: Ein Patient, der wegen Schmerzen gekommen ist, wird überhaupt nicht angefasst. Das geht meiner Meinung nach gar nicht. Liebe Kollegen und Kolleginnen, es lohnt sich immer, einen Patienten zunächst mit den Händen zu untersuchen, bevor irgendwelche Apparate ins Spiel kommen. Wenn man dann auch noch ein fasziales Verständnis hat, ist die körperliche Untersuchung sogar das wichtigste Instrument der Diagnostik.

Wenn ich einen meiner Patienten im Wartezimmer abhole – was ich, wie bereits erwähnt, grundsätzlich tue –, dann schüttle ich ihm erst mal die Hand. Danach machen wir den Gang zu meinem Zimmer gemeinsam. Mit einigen Patienten laufe ich untergehakt, manche nehme ich an der Hand, aber alle berühre ich im Gehen zumindest kurz. Dabei merke ich, wie sich der Patient insgesamt anfühlt. Manche wirken steif, hölzern und faszial komplett »verbacken«. Ihnen ist keine flüssige Bewegung mit Lotdurchgängen möglich. Andere laufen schief oder asymmetrisch. Bei einigen war zuvor der Händedruck offen und beherzt, bei anderen schüchtern und unsicher. Mit diesen taktilen Informationen erhält man meist ein viel objektiveres Bild der Situation als über den visuellen Eindruck. Es gibt Brocken von Männern, die sich total verzagt und verhärmt anfühlen. Und es gibt kleine, scheinbar zerbrechliche Frauen, die elastisch bis in jede Faser sind. Die erste Berührung darf man also als Arzt getrost schon zu den körperlichen Untersuchungen zählen.

Es ist allerdings nicht möglich, sämtliche Eindrücke, die man auf diese Weise gewinnt, zu strukturieren. Hier zählt die Erfahrung, wie eigentlich immer in der Medizin. Dass Bildgebung allgemein wenig bringt, habe ich schon oft berichtet und begründet. Umso absurder ist es, einen Patienten ohne körperliche Untersuchung erst einmal zu röntgen, ihn danach zum NMR zu schicken, um ihm anschließend Ibuprofen aufzuschreiben. Das ist ärztlichen Tuns schlichtweg unwürdig!

Um es noch drastischer zu sagen: Hier wird das Geld der Solidargemeinschaft der Versicherten gewissenlos verbrannt. Geld, das anderswo an allen Ecken und Enden fehlt. Für solch eine Arbeit sollte kein Arzt bezahlt werden. Auch erlebe ich es oft bei Radiologen, dass sie stur die Untersuchung machen, die auf dem Überweisungsschein steht. Sie fragen den Patienten vorher häufig nicht, was ihm eigentlich fehlt. Doch wie wollen sie ohne diese Information wissen, was überhaupt relevant ist und wo sie genau hinschauen sollen?

Weil das Fasziale Organ überall ist, berührt man Patienten auch überall

Im praktischen Teil unserer Kurse erstaunt es mich immer wieder, wie schnell die Physiotherapeuten und -therapeutinnen ohne einen Hauch von Schamhaftigkeit in Unterwäsche dastehen. Klar, denn ihnen wird bereits während ihrer Ausbildung eingeimpft: »Mit Hemd und Hose keine Diagnose!« Meine ärztlichen Kollegen tun sich da deutlich schwerer. Sie finden es anfangs immer etwas befremdend, sich zu entkleiden und dann auch noch einander anzufassen. Ich selbst lasse in meiner Praxis niemanden sich ausziehen, außer wenn es wegen der Therapie erforderlich ist. Erstens fehlt in einer Allgemeinarztpraxis dazu die Zeit, zweitens kann man fasziale Befunde auch sehr gut durch die Kleidung erheben. Dass das auch einmal in die Hose gehen kann, zeigt der Fall des Radsportlers mit der Furunkulose, bei dem ich die Narbe der Schlüsselbeinoperation nicht bemerkte, weil er bekleidet blieb.

Ausziehen ist beim Arzt also nicht zwingend erforderlich. Eines aber, werte Kollegen und Kolleginnen, ist unerlässlich: Fassen Sie alle Regionen an! Kommt ein Patient mit faszialen Störungen, mache ich immer eine Chirotherapie sämtlicher Rumpfsegmente. Dazu muss ich all diese Regionen berühren. Anschließend habe ich ein gutes Bild über den Verlauf einer faszialen Serienblockade und weiß häufig auch schon, woher das Problem kommt. Hat jemand seit drei Tagen Rücken-, Nacken- oder Kopfschmerzen, deblockiere ich, und das war es dann bei den meisten auch schon. Plagt einen Patienten etwas schon länger und kommen die Beschwerden immer wieder, muss man genauer diagnostizieren. Und das bedeutet eben, körperlich zu untersuchen.

Damit meine ich nicht die körperlichen Untersuchungen früherer Zeiten, mit Auskultation, also dem Abhören von

Organen, Inspektion und all den anderen Mitteln, die man in historischen Lehrbüchern findet und die auf die bekannten Organe abzielen. Keinen Menschen interessiert in Zeiten des Ultraschalls die taktile Erfassung der Lebergröße oder der Klopfschall der Lunge. Aber für die Diagnose des Faszialen Organs muss man Patienten berühren und beurteilen. Und weil das Fasziale Organ überall ist, sollte man an den Kopf- und Kieferfaszien beginnen und sich dann über Hals, Nacken, Rumpf, Bauch, Rücken und Beine bis zu den Füßen durcharbeiten. Das dauert maximal zwei Minuten, was die Behandlungspauschale nicht überstrapaziert. Übrigens liebe ich dieses Vorgehen auch deshalb, weil sich dabei die besten und lustigsten Patientengespräche ergeben: einfach aus dem Grund, weil viele Patienten seit Jahren nicht mehr sanft und einfühlsam berührt wurden und ihnen das extrem guttut, sie auftauen und sich entspannen. Es passiert oft, dass Patienten anfangen zu weinen oder zu lachen, ohne einen Grund dafür zu erkennen. Wenn man Blockaden manualtherapeutisch löst, löst man wohl auch noch eine ganze Menge auf der seelischen Ebene.

Wenn der Therapeut selbst am meisten verspannt ist …

Es erstaunt mich oft, wie steif und ungelenk, ja geradezu gehemmt manche Therapeuten und Therapeutinnen behandeln. Man könnte sagen, ihnen fehlt ein Lotdurchgang. Das Problem dieser Therapeuten ist meist, dass ihr Kopf so voll davon ist, bei der Diagnose etwas finden zu müssen, dass ihnen jede Natürlichkeit abhandenkommt. Wir hatten einmal einen Physiotherapeuten im Kurs, der es nicht hinbekam, seine erlernten Techniken so anzuwenden, dass man als Patient zu ihm Vertrauen fassen konnte. Dadurch waren sie ineffektiv. Alles Training schien hoffnungslos. Kerstin, unsere Dozenten und ich streckten die Waffen. Dann passierte Folgendes: Der Physiotherapeut ging mit anderen Teilnehmern aus dem Kurs abends in Hilpoltstein essen. Die Gruppe geriet dabei zufällig in eine Junggesellenabschiedsparty mit Livemusik, Tanz und viel Alkohol. Einer der Teilnehmer konnte am Folgetag nicht zum Kurs erscheinen, so schlimm endete das Ganze. Der Rest der Truppe war zwar komplett fertig, aber weiterhin ambitioniert. Und nun geschah ein Wunder: Der besagte Teilnehmer machte alles großartig! Er untersuchte mit Leichtigkeit sämtliche faszialen Schlüsselregionen. Jede Therapietechnik, die er danach einsetzte, war angenehm und hätte bei einem echten Patienten zum Ziel geführt, nämlich der Lösung komplexer Blockadeserien. Der Physiotherapeut übte an mir, also weiß ich, wovon ich rede. Die vorangegangene Nacht und ihre Folgen hatten offensichtlich zu einer Reduktion seiner Bestrebung geführt, alles richtig zu machen. Und dies bewirkte, dass er plötzlich alles richtig machte.

Eine gewisse therapeutische Distanz und Entspanntheit führt also eher zum Ziel als überkorrekte Beflissenheit. Und Sie wissen ja schon: Das Fasziale Organ mag es weich, zart und entspannt – gleichzeitig aber auch bestimmt und sicher. Ich könnte jetzt noch hinterherschieben: Nur wer zart berührt, berührt. Aber das ist schon sehr schwülstig. Sie haben sicher längst verstanden, was ich meine: Es geht nicht um »Durchkneten« oder gar »Einrenken«, sondern eben um Berührung. Nur damit lassen sich fasziale Störungen erfolgreich behandeln, denn nur so werden das Gemeingefühl und damit die Homöostase positiv erreicht.

Das Fasziale Organ liefert unserem ZNS die Informationen der »Interozeption«. Damit ist alles gemeint, was wir innerhalb unseres Körpers erfühlen. Neben dem Gemeingefühl sind das solche Dinge wie Herzschlag, Verspannungen oder der Zustand unserer Organe. Menschen, die eine gute Interozeption haben, sind empathischer, kreativer und geistig wendiger als solche, die kein so ein gutes Körpergefühl haben. Wegen der integrierenden Funktion des faszialen Synzytiums für sämtliche Körperwahrnehmungen ist es leicht begreiflich, dass Berührungen auf natürliche Weise alle anderen Funktionen beeinflussen können. Bei manuellen Therapien werden die Mechanorezeptoren manipuliert und durch diese Reize über neuronale Reflexe Blockaden des Bindegewebes gelöst. Daneben gibt es natürlich auch Berührungen, die noch ganz anders wirken. Ich denke, jeder kennt das Gefühl, wie eine tröstende Umarmung oder ein zärtliches Streicheln Angst und Sorge, Unruhe oder Traurigkeit nehmen oder zumindest lindern.

Ein Therapeut sollte sämtliche Qualitäten der Berührung auf dem Schirm haben und einsetzen können. Wer beim Frisör schon mal eine Kopfmassage hatte, weiß, wie ultimativ entspannend das sein kann. Entspannung ist in der Behandlung faszialer Störungen das A und O. Therapien sollten also nie brutal sein, sondern immer entspannend, auch wenn es schon mal zwicken darf.

Wo die Grenze zu Übergriffigkeit, Manipulation und Missbrauch verläuft

In unseren Kursen haben wir viele Osteopathen. Diese Leute haben meist langjährige Ausbildungen hinter sich, in denen sie getrimmt wurden, jede Sehne und jedes Band, jede Bindegewebsplatte und überhaupt jede anatomische Struktur des Körpers benennen und beurteilen zu können. Sie erlernen auch eine Menge Techniken – und werden dann damit oft alleingelassen. »Osteopathie« ist kein geschützter Begriff. Jeder, der sich dazu berufen fühlt, kann sie lehren und durch eigene Erkenntnisse »bereichern«, auch wenn diese hirnlos sind. Kerstin wurde einmal in einem Osteopathiekurs dazu aufgefordert, »Silent listening« zu üben. Dabei soll der Therapeut fasziale Störungen erfassen, indem er die Hände über oder auf eine Region legt, um so in innerer Einkehr zu erfühlen, was da nicht stimmt. Kerstin fühlte nichts, deshalb wurde ihr mangelndes Talent bescheinigt, je eine gute Therapeutin werden zu können. Von ähnlichen Situationen berichten unsere Kursteilnehmer immer wieder. So etwas ist nicht nur esoterisch, sondern auch übergriffig und öffnet dem Missbrauch Tür und Tor. Jeder Therapeut und jeder Kursleiter hat Macht. Diese sollte nie dazu missbraucht werden, nach fragwürdigen Kriterien Patienten beziehungsweise Teilnehmern etwas einzuflüstern.

Ich habe eine Patientin, die vor Jahren wegen einer Migräne zu mir kam und gerade erst wieder mit ihren Kindern in meiner Praxis war. Ich fragte sie damals, ob sie in ihrer Kindheit vielleicht etwas Blödes erlebt hätte. Sie verneinte und damit war die Sache für mich erledigt. Ich weiß gar nicht mehr, warum ich ihr diese Frage stellte. Einige Wochen später kam sie zu mir, begann sofort zu weinen und erzählte mir, sie wisse nun, was ihr als Kind widerfahren sei: Ihre Eltern hätten ihr nie beigebracht, wie man sich richtig die

Zähne putzt. Oh, mein Gott! Erst musste ich lachen, dann lachten wir beide und damit war alles schon aus der Welt. Seither bin ich sehr vorsichtig mit Suggestivfragen. Es gibt eine Studie, ich glaube von der Stanford University, wonach es einer Professorin für Psychotherapie gelang, 70 Prozent einer Studentengruppe im Rahmen einer »Pseudotherapie« zu der Überzeugung zu bringen, sie hätten in ihrer Jugend etwas Schreckliches verbrochen. Und mit »schrecklich« ist nicht gemeint, einen Apfel vom Baum des Nachbarn geklaut zu haben, sondern Vergewaltigung oder Mord. Da war natürlich nichts dran, es war nur ein Experiment.

Also Finger weg von Esoterik und Manipulation! Beide begünstigen Übergriffigkeit und schließlich therapeutischen Missbrauch. Therapeuten und Therapeutinnen sollten auf dem Boden der Wissenschaft bleiben. Damit meine ich, inhaltlich richtig und genau zu arbeiten, am besten auf der Basis gesicherter Tatsachen. Transparenz, Überprüfbarkeit und Nachvollziehbarkeit sind für mich ebenfalls Merkmale von Wissenschaftlichkeit. Und am wichtigsten ist in meinen Augen intellektuelle Redlichkeit. Bevor man als Arzt oder Therapeut Quatsch erzählt, sollte man zugeben, dass man etwas nicht oder noch nicht weiß. Das schafft viel mehr Vertrauen, als abstruse Erklärungen es vermögen.

Glücklicherweise gibt es objektivierbare Tests zur Diagnose der Ursachen faszialer Störungen, die in klare, strukturierte Therapien münden. Letztere existieren in der Osteopathie nicht so richtig. Die Osteopathen in unseren Kursen berichten oft, sie würden in der Fülle der unterschiedlichen Ansichten und Therapiemöglichkeiten jeden Boden verlieren. Mit meinem faszialen Knotenmodell bekommt man ein wenig Ordnung in die Vielzahl von Vorstellungen über das Bindegewebe.

Die faszialen Knoten des Bindegewebes habe ich im dritten Kapitel schon benannt. Wie dort beschrieben, konnte ich feststellen, dass fasziale Störungen immer zunächst in den Knoten stattfinden, was zu Blockaden und Serienblockaden führen und alle möglichen Symptome auslösen kann. Weil das ganze System so dynamisch ist, ergibt es keinen Sinn, sich mit einzelnen Strukturen zu befassen. Es spinnt nie *eine* Sehne, *ein* Band, oder *ein* Muskel, sondern es sind immer Blockadeketten im faszialen Synzytium.

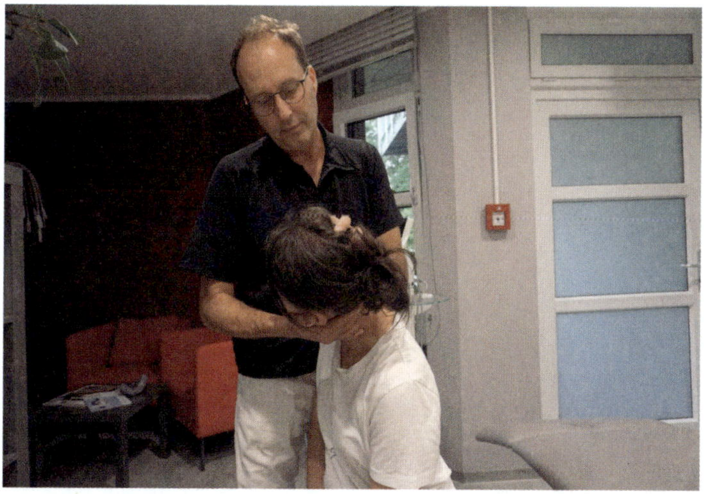

Abbildung 11: Eigene Darstellung nach Dr. Rolf Eichinger

Kerstin Klinks Physio-Blick

Physiotherapeuten und Chirotherapie – ein hierzulande unnötig schwieriges Thema. Schon in der Ausbildung wurde uns angehenden Physios auf das Schärfste eingebläut, keinesfalls einen »Impuls« zu setzen. Wir könnten damit einen Schlaganfall auslösen oder eine Querschnittslähmung verursachen. Rechtlich gesehen darf ein Physiotherapeut in Deutschland keinen chirotherapeutischen Eingriff vornehmen, wenn er nicht zusätzlich die Prüfung zum Heilpraktiker (HP) bestanden hat. Aus eigener Erfahrung weiß ich, dass die Ausbildung zum Physiotherapeuten und die Weiterbildung in manueller Therapie um ein Vielfaches qualifizierender ist als die Heilpraktikerausbildung.

Nach 25 Jahren Berufspraxis empfinde ich es als Hohn, dass Heilpraktiker ohne jede medizinische Vorerfahrung nach bestandener Prüfung beim Patienten selbstständig Erstdiagnosen erstellen, eine eigene Therapie anordnen und diese auch selbst durchführen dürfen. Dabei sind dem HP kaum Grenzen gesetzt. Von Chirotherapie über Akupunktur bis zur Neuraltherapie ist alles rechtlich abgesichert – völlig unabhängig davon, ob jemand überhaupt eine medizinische Vorausbildung hat.

Wir lehren in den Kursen unserer Akademie selbstverständlich auch chiropraktische Manipulationen, denn sie erweitern das Portfolio der Behandlungstechniken eines Physiotherapeuten sinnvoll. Auch die Chirotherapie ist letztlich nichts weiter als eine manuelle Therapieform. Die Besonderheit ihrer Techniken besteht darin, dass man die Faszien einer Region bis zu einer gewünschten Endposition vordehnt und zuletzt einen sanften, schnellen Impuls setzt. Die exakte Vorpositionierung ist dabei wichtig, sonst würde während des Impulses ein zu großer Weg zurückgelegt, der die Technik unpräzise werden ließe. Auch darf nie mit Kraft oder gar Gewalt behandelt werden. Häufig knackt es bei der Anwendung von Chirotherapie, was einigen Patienten sogar extrem wichtig ist. Wenn es nicht knackt, sind Patienten oft enttäuscht und fragen: »Sind wir schon fertig? Es hat ja gar nicht geknackt!«

Einmal führte ich eine Faszienmobilisation am unteren Rücken durch. Dabei lehnte ich mich an der Behandlungsbank an, worauf diese ein Knackgeräusch von sich gab. Die Patientin seufzte wohlig: »Es tut so gut, wenn es knackt!« Es scheint also gar nicht entscheidend zu sein, ob der Körper oder die Bank knackt – Hauptsache, es kracht ordentlich!

Ein Kollege schickte mir vor einiger Zeit den Link zu einem Therapievideo, welches auf YouTube zahlreiche Klicks bekommen hatte – an die 100.000 in ein paar Tagen. In dem Video wurde dem Patienten mit Schwung der Kopf in die Rotation gerissen, worauf ein ohrenbetäubendes Knacken folgte. Ich wunderte mich, warum man dieses Knacken so deutlich hören konnte. Bei näherem Hinsehen bemerkte ich Schweißbänder an den Handgelenken des Therapeuten, an denen Mikrofone befestigt waren. Nach einer kurzen Recherche wusste ich warum: Je lauter das Knacken, desto mehr Klicks bekommt ein Therapievideo!

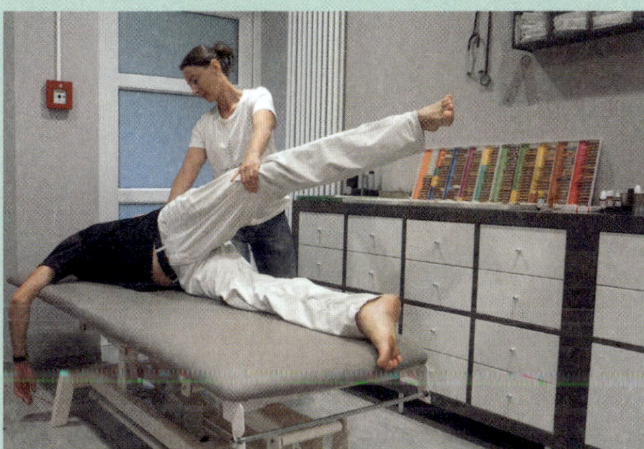

Abbildung 12: Eigene Darstellung nach Kerstin Klenk

Fazit: Ein Knackgeräusch kann bei verschiedenen Techniken der Chirotherapie entstehen, ist aber für den Erfolg der Behandlung absolut bedeutungslos.

Neben den »Knacksüchtigen« gibt es auch Patienten und Patientinnen, die vor der Behandlung ängstlich fragen, ob ich sie »einrenken« würde. Diese Angst hat unterschiedliche Gründe. Sicherlich liegt sie zum Teil daran, dass Ärzte vor der Chirotherapie nicht aufklären, um den Überraschungseffekt zu nutzen und somit zu verhindern, dass sich der Patient verspannt. Als Folge davon fühlen sich Patienten dem Therapeuten oft ausgeliefert. Bei manchen genügt eine Erfahrung dieser Art, um Chirotherapie zukünftig abzulehnen. Anderen ging es nach einer groben Chirotherapie schlechter als vorher, und sie verweigern sich deshalb dieser Behandlungsmethode.

Da Impulse den Therapieerfolg jedoch maßgeblich beschleunigen, erkläre ich meinen Patienten vor der KLINEA-Behandlung, dass ich gezielte Impulse vor allem an Faszien setzen werde, da diese deutlich effektiver wirken als herkömmliche Techniken. Meistens demonstriere ich den Griff an meinem eigenen Unterarm, um zu zeigen, dass kein Anlass zur Sorge besteht. Impulse am Bindegewebe sind Physiotherapeuten übrigens erlaubt.

Fazit: Ein technisch einwandfreier Gelenk- oder Gewebeimpuls von einem Therapeuten Ihres Vertrauens begünstigt den Behandlungserfolg. Also keine Sorge!

Woran man die Qualität einer manuellen Behandlung erkennt

Können Sie als Patient oder Patientin die Qualität einer manuellen Behandlung überhaupt einschätzen? Und wenn ja, wie können Sie das? In der Regel wissen Sie wenig über den Behandler, seine Ausbildungen, Ansichten und Erfolge. Natürlich können Sie sich auf Internet-Plattformen für Ärzte und Therapeuten, wie Jameda in Deutschland oder Doc-Finder in Österreich, informieren. Oder Sie können sich auf Mundpropaganda verlassen. Ich gehe davon aus, immer mindestens zehn Patienten, die von einem Therapeuten behandelt worden sind, gesehen haben zu müssen, bis ich dessen Können verlässlich beurteilen kann. Diese Möglichkeit haben Sie als Patient nicht. Dennoch habe ich ein paar Tipps für Sie, worauf Sie achten können.

Ein Physiotherapeut sollte zunächst einmal nicht zu viel reden oder gar von sich selbst erzählen, jedenfalls nicht beim ersten Kontakt und später eigentlich auch nicht. Auch müssen Sie bei der Untersuchung durch den Therapeuten eine Sicherheit spüren, das heißt, die Berührung muss Ihnen professionell und geübt vorkommen. Eine Behandlung sollte sich für Sie sowohl zart und behutsam als auch bestimmt und wiederum sicher anfühlen. Sie sollte nicht zu sehr schmerzen, höchstens mal zwicken. Dabei ist es wichtig, dass an der schmerzhaften Region nur maximal fünf bis zehn Mal und nicht endlos manipuliert wird. Außerdem sollte der Schmerz unter diesen etwa acht Manipulationen nachlassen. Vor einem Physiotherapeuten, der sich nur oder fast nur auf die schmerzhaften, blockierten Areale stürzt und meint, diese »auf-dehnen« oder »weichkneten« zu müssen, sollten Sie sofort fliehen.

Landen Sie bei einem Chirotherapeuten, dem es das Wichtigste ist, Ihre »Wirbel« zum Knacken zu bringen, sind

Sie ebenfalls falsch. Es ist wie gesagt ein Märchen, dass durch deblockierende Techniken fehlgestellte Knochen wieder »eingerenkt« werden. Die vermeintliche Fehlstellung wird in Wirklichkeit durch Verspannungen der Faszien und fehlgesteuerte Muskulatur erzeugt. Und ja, es knackt häufig bei der Chirotherapie, aber wenn es nicht knackt, deblockiert das Gewebe trotzdem. Was genau da im Übrigen knackt, kann ich Ihnen gar nicht sagen. Es sind bestimmt keine Knochen, die zurückspringen. Möglicherweise sind es verklebte Faszien oder es ist die semiliquide, also halbflüssige Matrix, die ihre Viskosität plötzlich verringert. Aber was es wirklich ist, weiß man noch nicht.

Die Chirotherapie ist ursprünglich eine manuelle Therapieform nordamerikanischer Indianervölker, die buchstäblich in die Hände weißer US-Amerikaner gelangte. Diese versuchten, mechanistische Erklärungen für ihre Wirksamkeit zu finden. 1866 befasste sich der amerikanische Arzt Jim Atkinson mit den Methoden der Indianer. Zwei seiner Schüler begründeten später die noch heute existierenden Schulrichtungen der manuellen Medizin. Der eine, Andrew Taylor Still, gründete 1892 die »School of Osteopathy«; der andere, Daniel David Palmer, rief 1897 die »Palmer School of Chiropractic« ins Leben. Palmer war übrigens vorher Gemischtwarenhändler.

Die deutschen Chirotherapieschulen wurden von Ärzten gegründet, die den amerikanischen Ideen folgten, wohl auch, weil es während der Olympiade 1936 in Berlin zu Berührungen mit diesen Ideen gekommen war. Leider dachten die Ärzte rein mechanistisch und versuchten, Blockaden mit subluxierten Knochen, herausgesprungenen Wirbeln und anderem Unsinn zu erklären. Solche Leute formulierten dann das Dogma, Chirotherapie sei so wahnsinnig schwierig und gefährlich, dass sie keinesfalls von Physiotherapeuten ausgeführt werden dürfe, sondern Ärzten vorbehalten bleiben müsse. Über die chirotherapeutische Eignung von

Gemischtwarenhändlern habe ich von denen allerdings nie etwas gelesen.

In einem der heute maßgeblichen Chirotherapiebücher, dem »Lehrbuch der manuellen Medizin« von Hans-Peter Bischoff und Horst Moll, steht folgender Satz: »Die Manipulationsbehandlung an der Wirbelsäule arbeitet ... mit einem einmaligen – wenn auch kleinen – Impuls von sehr hoher Geschwindigkeit. Dafür ist zuvor die genaue differentialdiagnostische Abklärung ggf. auch durch eine umfassende Befunderhebung und unter Einsatz bildgebender Verfahren erforderlich. ... Die gezielte Manipulation an der Wirbelsäule muss wie ein chirurgischer Eingriff geplant werden.« Dies alles kann und darf natürlich nur durch Ärzte erfolgen! Die Gleichsetzung einer Chirotherapie mit einer Operation ist extrem konstruiert und wirklich lachhaft. Wahrscheinlich wollte man sich hier wichtigmachen oder seine Pfründe schützen. In Wirklichkeit sollen und müssen gerade Physiotherapeuten auch chirotherapeutische Techniken anwenden können!

Besonders der kleine Impuls, also eine schnelle kurze Akzentuierung der mechanischen Vordehnung, ist absolut ungefährlich und neuronal sehr wirksam, wenn man ihn zart ausführt. Kerstin hat in all ihren Techniken bei KLINEA mittlerweile Impulse eingeführt, weil diese für den Patienten sehr angenehm sind und den Erfolg einer Manipulation steigern.

Aber bitte, es muss nicht knacken! Und wenn ein Chirotherapeut versucht, mit erhöhtem Krafteinsatz ein Knacken zu erzwingen, dann flüchten Sie zum nächsten Gemischtwarenhändler.

KAPITEL 14

Keine Angst vor Knoten, außer denen im Kopf: Tests für fasziale Störungen

Von dem Waagentest, den Kerstin entwickelt hat, habe ich schon berichtet: Das rechte Bein eines Patienten steht auf der ersten von zwei Waagen, das linke Bein auf der zweiten Waage. Ein Patient zeigt dann zum Beispiel bei einem Körpergewicht von 80 Kilogramm einen Unterschied von zehn Kilo in der Gewichtverteilung auf die Beine. Mit dem Waagentest kann man einen Teil der faszialen Funktion, nämlich die Verteilung von Kräften in unserem Körper, sehr gut erfassen. Ich habe fast täglich Patienten, die gravierende Unterschiede in der Verteilung ihres Gewichts zeigen. Bis zu 20 Kilogramm Differenz sind gar keine Seltenheit, wobei der Patient diesen Unterschied meist überhaupt nicht wahrnimmt.

Die fasziale Funktion hat also etwas mit Kraftverteilung zu tun, deshalb sagen Dysbalancen schon einiges über einen Patienten aus. Ein gesundes, also intaktes Fasziales Organ balanciert Kräfte, die in der Dynamik von Bewegungen entstehen, immer komplett aus. Deshalb sollte man als Therapeut die fasziale Funktion auch stets in der Dynamik beurteilen.

Hierzu gibt es den sogenannten Beinlängentest. Diesen kennt praktisch jeder Physiotherapeut. Man lässt den Patienten sich auf die Liege legen und fordert ihn dann auf, sich aufzusetzen. Während sich der Patient aufsetzt, fasst man dessen Beine an den Sprunggelenken und hält sie locker fest. Dabei muss man der Bewegung folgen und darf sie weder stören noch gar die Beine fixieren. Sitzt der Patient aufrecht mit gestreckten Beinen auf der Liege, beurteilt man die Beinlänge. Diese kann gleich sein oder Unterschiede aufweisen.

Fatal ist es, wenn sich Unterschiede zeigen und dieses dynamisch-fasziale Phänomen anschließend durch Schuheinlagen behoben werden soll. Es gibt nichts Dümmeres, als eine solche dynamische Asymmetrie durch höhenausgleichende Schuheinlagen noch zu fixieren. Man nimmt dem Körper des Patienten somit die Möglichkeit, wieder in Lotdurchgänge zu kommen.

So funktionieren Knotentests einzelner faszialer Knoten

Wie bereits geschrieben, finde ich Blockaden in schöner Regelmäßigkeit immer in den gleichen Arealen. Diese Areale habe ich als fasziale Knoten definiert. Über diese Knoten laufen besonders viele fasziale Informationen über Lage, Gemeingefühl und sämtliche anderen Sinne ins zentrale Nervensystem. Außerdem finden sich in den Knoten wichtige Gewölbestrukturen, die ich ebenfalls bereits beschrieben habe. Hier einmal eine grafische Darstellung sämtlicher faszialer Knoten:

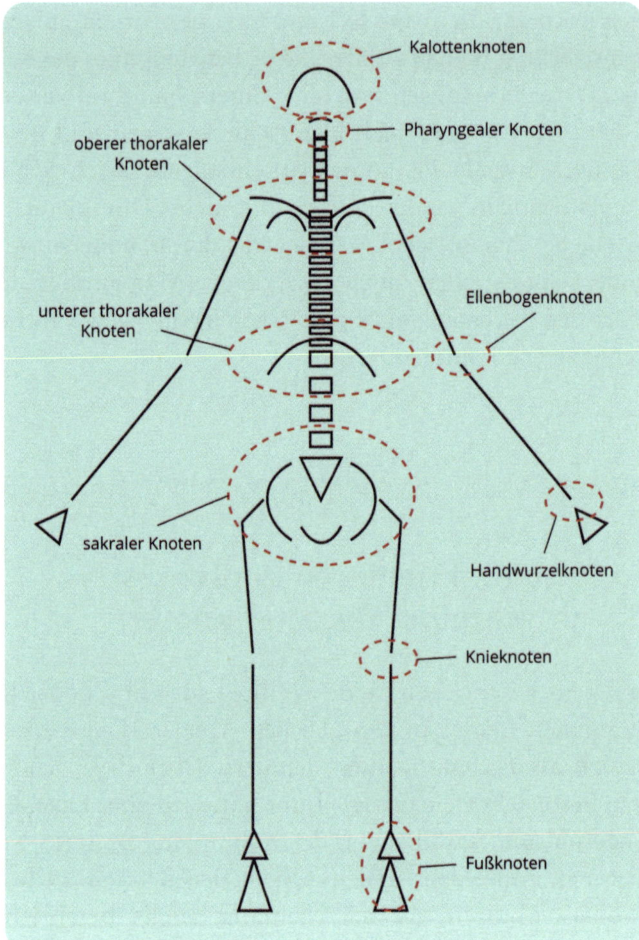

Abbildung 13: Eigene Darstellung nach Dr. Rolf Eichinger

Grafische Darstellung sämtlicher faszialer Knoten des menschlichen Körpers

Bei einer ungestörten neuronal-faszialen Funktion in den Knoten informieren diese das ZNS, wie Bewegungen ausgeführt werden müssen, um den Körper mit einer effizienten, energiesparenden Dynamik zu bewegen. Kommt es in den Knoten jedoch zu störenden Veränderungen – hauptsächlich durch die drei »üblichen Verdächtigen« compliancereduzierte Organe, Blockaden durch Repetitiven Neuronalen Input (RNI) oder unzureichende Lotdurchgänge –, ist die Weiterleitung neuronalen Inputs an das Gehirn ebenfalls gestört. Das Hirn erhält dann Fehlinformationen und fängt an, seinen Output wiederum diesen falschen Informationen anzupassen. In der Folge kommt es zur Aktivierung von Nozizeptoren und zu gestörten Bewegungsabläufen.

Liegt in einem Knoten eine Störung vor, kann er mechanischen Stress nicht mehr kompensieren und wird messbar auffällig. Ein Knotentest eines einzelnen Knotens läuft deshalb so ab, dass man diesen zunächst kurz mechanisch stresst. Dies tut man, indem man die jeweils umgebende Region fest und bestimmt mit den Händen reizt. Danach wiederholt man den Aufsetzversuch mit der Beinlängenmessung.

Im Einzelnen geschieht das bei mir wie folgt: Beim Kopfknoten gebe ich Druck auf die Jochbeine. Beim Pharyngealknoten drücke ich kurz in den Mundboden zwischen den Unterkiefermandibeln. Den oberen thorakalen Knoten stresse ich durch Druck auf die Pleurakuppeln, indem ich in die Weichteile hinter den Schlüsselbeinen drücke. Den unteren thorakalen Knoten irritiere ich durch Druck unter den Rippenbögen in Richtung Zwerchfell. Zuletzt reize ich den Sakralknoten, indem ich Druck nach kaudal, also fußwärts ins Becken gebe.

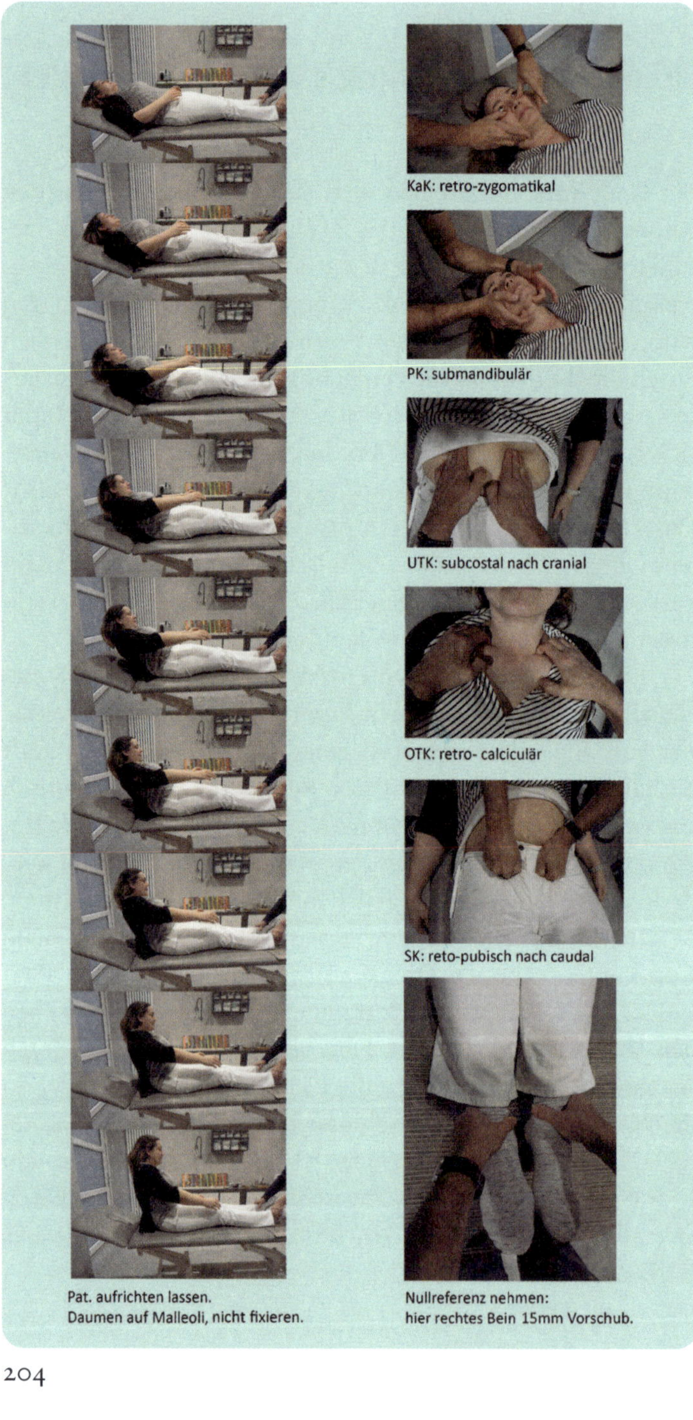

Abbildung 14: Eigene Darstellung nach Dr. Rolf Eichinger

Knotentest jedes einzelnen Knotens mittels Beinlängentest

Wenn ein Knoten eine Störung hat, verändert sich die Beinlänge beim Aufsetzen. Sie weicht von der des ersten Tests, der ohne Knotenstress erfolgte, oft um mehrere Zentimeter ab.

Hat man auf die beschriebene Weise einen Knoten als gestört diagnostiziert, muss man hier nach Pathologien suchen.

Im Kopfknoten können dies Zahnherde, Bissasymmetrien, Ohrenschmalz, Ohrenentzündungen, Narben und alle möglichen Dinge sein, die einen RNI erzeugen oder die Organcompliance reduzieren. Das können auch schlecht sitzende Brillen, drückende Atemschutzmasken oder zu enge Haarbänder sein.

Bei einem gestörten Pharyngealknoten lohnt es sich, nach chronischen Mandelentzündungen oder Mandelnarben sowie wiederum nach Zahnveränderungen im Unterkiefer zu schauen.

Der obere thorakale Knoten ist meist durch Lungenstörungen oder ein compliancereduziertes Herz gestört. Gleiches gilt für den unteren thorakalen Knoten, der außerdem bei compliancereduzierten Oberbauchorganen in Mitleidenschaft gezogen wird.

Bei einem gestörten Sakralknoten sollte man nach Störungen der inneren Genitalien, des Darmes und wiederum nach Narben Ausschau halten.

Dort, wo es schmerzt, liegt selten die Ursache einer faszialen Erkrankung

Natürlich können Sie als Patient diese Tests nicht an sich selbst durchführen. Zumal es auch einige Fallstricke und komplexe Phänomene gibt, die man als Therapeut kennen muss. Mit dem Wissen aus diesem Kapitel haben Sie jedoch bereits erste Hinweise, was bei Ihnen vorliegen könnte, wenn Sie plötzlich Schwindel, Schmerzen oder andere fasziale Störungen entwickeln. Sie sind für Auffälligkeiten stärker sensibilisiert und können diese dann mit Ihrem Arzt oder Physiotherapeuten besprechen.

In der KLINEA-Therapie werden die Knoten ebenfalls wie beschrieben getestet, danach aber auch noch in ihrer Ausrichtung zueinander beurteilt. Dabei liegt das Augenmerk darauf, die »verkürzte« Seite eines Knotens zu finden, was mitunter gar nicht so leicht ist. Wir gehen im KLINEA-Modell nämlich davon aus, dass die verkürzte Seite, welche meist schmerzfrei ist, behandelt werden muss, weil sie die Schmerzen in der überdehnten, »langen« Seite des Knotens auslöst. Die Erfolge der aus dieser Ansicht resultierenden Therapiestrategie geben uns bislang Recht.

Eine unserer Kursabsolventinnen sagte einmal sehr treffend: »Das Opfer schreit, nicht der Täter.« Das gilt tatsächlich auch für die Behandlung des Faszialen Organs, denn dort, wo es schmerzt, liegt selten die Ursache einer faszialen Erkrankung.

Ist eine Störung erfolgreich behandelt worden, normalisiert sich die Beinlängendifferenz. Auch der Waagentest zeigt dann keine Differenzen mehr an – außer man hat »ausgleichende« Schuheinlagen, die den Erfolg sabotieren.

Kerstin Klinks Physio-Blick

Längst sind es nicht mehr nur Sportler, die sich nach dem Training mit Faszientools quälen. Seitdem das Thema »Fasziengesundheit« die Medien flutet, wird überall wie wild gerollt, gedrückt und gesaugt. Ob einsam im Wohnzimmer, in Vereinen oder Praxen, fast jeder besitzt Faszienrollen, Faszienbälle oder andere Werkzeuge. Sogar das gute alte Schröpfglas erlebt eine Renaissance. Aber: Hilft diese Tortur auch gegen Beschwerden?

Lassen Sie mich am Beispiel der Faszienrolle die unterschiedlichen Gesichtspunkte aus medizinischer Sicht beleuchten:

»Rollt« man sich über eine Faszienrolle, entsteht Druck im Gewebe. Blut- und Lymphgefäße werden »ausgepresst« und Druckrezeptoren der Haut aktiviert. Eine Verschiebung im Gewebe, mit Zugkräften oder gar Impulsen, findet nicht statt. Diese Effekte sind aber entscheidend, weil das Fasziale Organ praktisch ausschließlich über neuronale Effekte an seinen Rezeptoren therapiert werden kann. Das, was eine Faszienrolle und all die anderen angebotenen Werkzeuge bewirken, ist therapeutisch eher unspezifisch.

Denn wo wird denn »gerollt«?
Meistens dort, wo man Schmerzen fühlt. Das ist aber gerade falsch. Fasziale Schmerzen haben nämlich praktisch immer ihre Ursache woanders und gerade nicht am Ort des Schmerzes. Rolf hat das im Kapitel über die faszialen Knoten erklärt.

Meiner Meinung nach steht auch die Qualität der häufig verwendeten Materialien der Faszienwerkzeuge einem Therapieerfolg im Weg.

Denn häufig sind die Rollen und Tools viel zu hart und glatt. Sie gleichen mehr dumpfen Walzen, die lediglich unspezifischen

Druck erzielen. Auch die Geschwindigkeit des Fasziengerolles ist von Bedeutung. Wer im Formel-1-Tempo über die Rolle fegt, darf sich über blaue Flecken und eine vermehrte Gewebespannung nicht wundern. Unser Fasziales Organ möchte gerne gefällig behandelt werden. Nett und freundlich! Ansonsten wittern unsere Mechanosensoren Verletzungsgefahr und reagieren mit dem Aufbau einer Abwehrspannung. Damit bewirken Sie genau das Gegenteil von dem, was Sie erreichen wollten.

Trotzdem haben viele das Gefühl, es ginge ihnen nach dem Workout besser. Warum ist dem so?

Wahrscheinlich liegt es an der Gymnastik, die zum Gebrauch einer Rolle nötig ist. Es bedarf einer guten Beweglichkeit, mit dem Po oder den Oberschenkelseiten über eine Faszienrolle zu gleiten. Diese Bewegungen an sich sind natürlich gut. Denn es ist immer gut, sich elastisch und beweglich zu halten, aber dazu bedarf es nicht unbedingt der Faszienrollen. Jeder Sport ist gut und jeder Sport sollte gymnastisch begleitet werden.

Hat man Schmerzen, bewirkt das alleinige passive »Massieren« oder Nudelholz-artige Bearbeiten besagter Areale wenig und hat keine Nachhaltigkeit.

Also:
Die Bewegung an sich während des Rollens tut Ihnen mit Sicherheit gut. Verwenden Sie allerdings bitte nur strukturierte und weichere Rollen, das reduziert die Verletzungsgefahr im Gewebe.

Verlagern Sie weniger Gewicht auf die Rolle. Der »Schmerz« während Ihrer Übung sollte problemlos aushaltbar sein. Besser wäre ein intensives Druckgefühl. Ein schmerzverzerrtes Gesicht und Luftanhalten sind deutliche Zeichen von Übereifer.

Drosseln Sie das Tempo. Ihr Gewebe benötigt Zeit, sich dem Druck anzupassen. Sie wären überrascht, wie langsam unter therapeutischer Anleitung gerollt wird.

Sparen Sie auf jeden Fall die Wirbelsäule und Gelenke aus. Sollte Ihnen während oder nach der Übung ein Körperteil einschlafen oder kribbeln, ist das ein Zeichen von zu hoher Intensität bei der Übung.

Diese Grundregeln gelten natürlich auch für Faszienbälle und andere Tools. Bei Schröpfgläsern ist Vorsicht geboten, wenn Sie unter Venenschwäche leiden. Krampfadern mögen Schröpfen nicht sehr gerne. Und natürlich gilt auch hier: Im schmerzhaften Areal liegt meist nicht die Ursache, das Schröpfglas sollte also nicht dahin, wo es wehtut. Um aber den Ort eines schlüssigen Therapieansatzes zu definieren, braucht man entsprechende Tests und medizinisches Wissen.

Leider wird auch im therapeutischen Bereich immer noch mit Werkzeugen aus Holz oder Metall gearbeitet, da sich der Gedanke vom »Weich-Kneten« faszialer Gelosen leider noch hartnäckig in vielen Physioköpfen hält. Da wir unsere Faszien aber als ein sensibles, hochgesteuertes und vor allem auch steuerndes Organ betrachten, sollte man sie zart, sensibel und klug behandeln.

KAPITEL 15

Mut zur Ungeduld: die richtige Therapie

Dieses Buch habe ich für alle Menschen geschrieben, die sich für das Fasziale Organ interessieren. Da jeder von uns Blockaden kennt und oft genug unter ihnen leidet, sind das womöglich sehr viele. Ich habe versucht zu zeigen, wie wahnsinnig wichtig es ist, unser Bindegewebe als eigenständiges Organ der Körperwahrnehmung aufzufassen. Das Fasziale Organ steuert die dynamische Bewegung, ja als »Bett« unseres Körpers macht es Bewegungen mechanisch überhaupt erst möglich.

Wenn mit uns etwas nicht stimmt, bemerken wir zum Großteil erst einmal nur Störungen des Faszialen Organs. Denn praktisch alles, was wir fühlen, ist faszial. Das gilt auch für unser Gemeingefühl, das uns darüber informiert, wie es uns gerade allgemein geht. Harte Endstreckenerkrankungen, die durch die Entwicklungen der Schulmedizin allesamt immer besser behandelt werden können, bemerken wir häufig erst sehr spät – weil wir sie nicht fühlen.

Deshalb sind Vorsorgeuntersuchungen – übrigens auch für Männer – so sinnvoll. Nur durch solche Untersuchungen lassen sich Bluthochdruck, Diabetes, Nieren- oder Herzschwäche, Haut- oder Darmtumore, Lungenerkrankungen und viele andere Krankheiten rechtzeitig erkennen und behandeln.

Glücklicherweise ist es durch die Testung der faszialen Funktion möglich, frühzeitig Hinweise auf Organstörungen zu bekommen, die im weiteren Verlauf fatal werden können. Das habe ich im vorherigen Kapitel mit den Knotentests gezeigt. Weil das Fasziale Organ auch die Homöostase und die Immunabwehr steuert, spielt es bei allen akuten Erkrankungen sowie der Entstehung der meisten Krankheiten eine maßgebliche Rolle. Deshalb wäre es auch – wie gesagt – so wichtig, seine Funktionen bereits Medizinstudenten nahezubringen. Außerdem müssten alle Ärzte und Ärztinnen über die Möglichkeiten manualtherapeutischer Verfahren informiert sein, was heute leider bei Weitem noch nicht der Fall ist.

Meiner Meinung nach sollten zumindest Allgemeinmediziner und Orthopäden auch Chirotherapie anwenden können. Diese sollte zu den gängigen therapeutischen Instrumenten von Ärzten gehören. Genau wie Wunden zu versorgen, Medikamente einzusetzen oder Spritzen zu geben, was wohl jeder Mediziner beherrscht.

Ohne die Krankengeschichte kein sinnvolles therapeutisches Handeln

Ich wiederhole hier noch einmal ausdrücklich einen Rat, den ich Ihnen in einem früheren Kapitel bereits gegeben habe: Seien Sie als Patient oder Patientin nicht zu geduldig. Haben Sie im Gegenteil den Mut zur Ungeduld! Wenn Ihnen eine Therapie nicht *schnell und deutlich* nützt, wechseln Sie den Therapeuten. Und machen Sie sich Notizen über Ihre Beschwerden, denn Sie glauben nicht, was man alles vergisst.

Ich hatte vor Jahren einmal eine Patientin, die aus dem 650 Kilometer entfernten Hamburg zu mir kam, weil sie ein Leben lang unter schrecklichen Kopfschmerzen litt, die sie drei- bis viermal in der Woche ereilten und zum Liegen zwangen. Diese Patientin kam einige Jahre später nochmals zu mir, weil sie nunmehr über längere Zeit Rückenschmerzen hatte. Als ich sie fragte, was denn ihre Kopfschmerzen machten, schaute sie mich erstaunt an und sagte: »Kopfschmerzen? Welche Kopfschmerzen?« Sie hatte komplett vergessen, wie lange und in welchem Ausmaß sie unter Kopfschmerzen gelitten hatte.

Ein bisschen Dokumentation schadet also auch Ihnen als Patient nicht. Für Therapeuten ist sie ohnehin unerlässlich.

Sollten Sie in einer Physiotherapiepraxis immer wieder von unterschiedlichen Therapeuten behandelt werden, die Sie dann jedes Mal neu über den Grund Ihres Kommens befragen, statt an die Vorbehandlungen anzuknüpfen – weil man über diese überhaupt nicht Bescheid weiß –, bedeutet das, dass in dieser Praxis entweder keine Dokumentation stattfindet oder nicht gelesen wird, was dokumentiert wurde. Das ist schlecht. Wechseln Sie in solch einem Fall die Praxis.

Das Gleiche gilt auch für Arztpraxen mit mehreren Ärzten. Wenn ein neuer Behandler Ihre Geschichte nicht kennt – weil er sich über diese nicht informiert hat oder die Dokumentation nicht ausreichend war –, wechseln Sie die Praxis. Denn das ist ein Zeichen dafür, dass die Kollegen und Kolleginnen dort ihren Job nicht ernst nehmen.

Ihre Krankengeschichte muss immer im Zentrum therapeutischen Handelns stehen. Ist das nicht der Fall, flüchten Sie bitte. Dies ist auch der Grund, warum ich Medizinische Versorgungszentren (MVZs) ablehne. Man kennt Sie da nämlich meist nicht wirklich. Das ist in der klassischen Allgemeinmedizin oder der hausärztlichen Versorgung in der Regel anders. Dort kennt man Sie und Ihre Umgebung, Ihren Beruf, Ihre allgemeine Lebenssituation und die Geschichte Ihrer Erkrankungen. Dies alles ist wichtig, um Ihnen ein gutes Gemeingefühl zu geben und Sie möglichst gesund zu erhalten.

Und sollten Sie bemerken, dass Ihr Hausarzt sich absolut nicht für das Fasziale Organ interessiert, nichts von

Blockaden oder faszialen funktionellen Störungen weiß und das auch bisher nicht ändern wollte, sollten Sie ihn vielleicht einfach einmal auffordern, sich darauf einzulassen und neue Wege wenigstens auszuprobieren. Und wenn Sie besonders mutig sind, können Sie ihm sogar dieses Buch schenken oder leihen.

Rasche Hilfe für Patienten statt Rätselraten im ärztlichen Alltag

Nun bin ich fast fertig mit meinem Buch. Heute ist der letzte Tag meiner Schreibferien in Italien und ich genieße es, noch ein wenig in dieser schönen Gegend zu sein.

Es ist 13 Uhr, ich checke gerade meine Mails, da lese ich diese Nachricht:

Lieber Herr Dr. Eichinger,
wissend, dass Sie diese Woche nicht im Dienst sind, habe ich mich entschieden, mich trotzdem an Sie zu wenden.

Matthias [Name des Kindes geändert] ist seit gestern im Krankenhaus, wohin die Ärztin aus Ihrer Vertretungspraxis ihn geschickt hatte.

Vorgestern hatte er Schmerzen in der rechten Handinnenfläche, und seit gestern früh spürt er die rechte Hand überhaupt nicht mehr und kann seine Finger nicht bewegen. Er hat keine Schmerzen und keinerlei andere neurologische Auffälligkeiten. Sein Gefühl hört direkt am Handgelenk auf, den Unterarm etc. spürt er.

Die Ärzte im KH sind ratlos, wollen evtl. ein MRT machen und möglichst heute noch eine Testung der Nervenleitgeschwindigkeit.

Ich möchte nicht unbedingt auch noch eine Lumbalpunktion, kann aber das Ganze überhaupt nicht einschätzen.

Kann das »nur« eine Blockade sein ...? Das werden die aber nicht rausfinden ... Ich habe wenig Hoffnung, dass sie ihn heimlassen, möchte aber nicht so eine Maschinerie anlaufen und mir ein schlechtes Gewissen machen lassen, wenn ich das ablehne. Ich möchte aber auch nicht verantwortungslos sein... Am Montag würde ich ihn am liebsten sofort bei Ihnen vorstellen.

Ich bin grad genauso ratlos wie die Ärzte ... Haben Sie vielleicht einen Tipp?

Bitte entschuldigen Sie meine Nachfrage zu dieser Unzeit – wie auch immer wir uns revanchieren können, werden wir das tun ...!

Herzliche Grüße
Claudia Ludwig [Name geändert]

Ich habe ihr jetzt direkt zurückgeschrieben:

Liebe Frau Ludwig,
ich bin noch in Italien. Ich denke, das ist faszial und gar nichts Schlimmes. Probieren Sie mal, Frau Klink anzurufen. Hier die Nummer: ...

Herzlichen Gruß, Rolf Eichinger

Mathias wird von Kerstin noch am selben Abend behandelt. Um 22 Uhr schreibt uns Frau Ludwig nochmals eine Mail:

Liebe Frau Klink,
wie ausgemacht schicke ich Ihnen noch einen Bericht, was sie im Krankenhaus mit Matthias gemacht haben.

Sie haben ein ausführliches Labor abgenommen, was in keiner Hinsicht irgendetwas Auffälliges erbracht hat. Sie haben gefragt, ob es ein Ereignis gab, bei dem er sich verletzt/verrenkt haben könnte, was wir verneint haben.

Bei der körperlichen Untersuchung wurden die Reflexe getestet und überprüft, ob er sich an die Nase fassen kann, auf einem Bein stehen kann, die Stirn runzeln und die Zunge rundherum bewegen kann. Alles konnte er gut ausführen. Der Arzt hat einen Holzspatel zerbrochen und wechselnd mit dem runden und dem spitzen Endstück in beide Arme gepiekst, vom Ellbogen Richtung Hand, und gefragt, ob Matthias das spürt und ob er sagen kann, ob es die spitze oder stumpfe Seite ist. Er hat alles erkannt bis zum Handgelenk der rechten Hand, ab da hat er nichts mehr gespürt. Er konnte auch nicht zudrücken mit der Hand.

Die Untersuchung bezüglich der Nervenleitgeschwindigkeit hat auch nichts erbracht. Insofern wurde er am Abend nach 24-stündigem Aufenthalt ohne Befund entlassen, mit dem Hinweis, dass wahrscheinlich eine psychosomatische Fragestellung zugrunde liegt und wir möglichst einen Kinderpsychologen aufsuchen sollen.

Ich hoffe, das war nicht zu ausführlich …!

Und es ist mir so ein Bedürfnis, mich noch einmal von ganzem Herzen für Ihre Behandlung heute zu bedanken! Das war wirklich überhaupt nicht selbstverständlich und ich weiß es seeehr zu schätzen und bin einfach unendlich erleichtert, dass auch unser Bauchgefühl dazu letztlich durch Sie bestätigt wurde und es Matthias wieder gut geht.

Nun wünsche ich Ihnen noch ein schönes Wochenende und grüße Sie herzlich mit einem großen Dank für alles und ganz herzlichen Grüßen an Dr. Eichinger

Claudia Ludwig

Es gibt keine Erkrankung, bei der es isoliert zum lähmungsartigen Ausfall einer ganzen Hand käme. In ihren differentialdiagnostischen Überlegungen war das den Kollegen im Krankenhaus natürlich klar. Deshalb zögerten sie wahrscheinlich auch, zügig mit ihrer Diagnostik weiterzumachen. Das Angebot, ein NMR und eine Lumbalpunktion zu machen, war wohl der Verlegenheit geschuldet. Auch die eigene Absicherung, nichts übersehen zu haben, könnte dabei eine Rolle gespielt haben.

Der Fall zeigt nochmals eindringlich, wie wichtig es für den ärztlichen Alltag wäre, das Faziale Organ besser zu kennen. Das würde oft sofort die richtige Therapie ermöglichen, statt zu ärztlichem Rätselraten zu führen.

Wenn ich meine Sprechstunden Revue passieren lasse, bin ich oft selbst erstaunt, wie wahnsinnig häufig fasziale Prozesse bei praktisch allen Erkrankungen sind. Logisch, denn was wir fühlen, fühlen wir eben faszial. Das Fasziale Organ moderiert eine Vielzahl von Erkrankungen, wie Hautauschläge, immunologische Erkrankungen, psychosomatische Beschwerden und bestimmt auch einen großen Teil der Symptome innerer, urologischer und gynäkologischer Erkrankungen. Anders gesagt: Das Fasziale Organ ist so gut wie immer mit im Spiel. Durch seine Omnipräsenz als das Bett unseres Körpers, das sämtliche »Versorgungswege« und fast alle Rezeptoren der mechanischen, Schmerz- und Temperaturerfassung beherbergt, ist es natürlich in sämtliche Körperfunktionen eingebunden. Auch in die krankhaften, denn es steuert die Homöostase.

Interdisziplinäre Forschung und Lehre zum Thema wäre wünschenswert

Ich habe dieses Buch aus der Sicht eines klinisch tätigen Arztes geschrieben. Viele meiner Gedanken darin sind vor allem für den Praxisalltag und die tägliche Behandlung von Patienten wichtig. Sicher ist das Fasziale Organ für viele Störungen nicht ursächlich verantwortlich, aber es ist wahrscheinlich in alle mit eingebunden.

Wegen dieser zentralen Stellung faszialer Prozesse müsste die Forschung über das Fasziale Organ und seine Funktion unbedingt intensiviert werden.

Viele Anregungen zu den faszialen Funktionen habe ich selbst von Grundlagenforschern bekommen. Es wäre sehr wünschenswert, wenn die Erkenntnisse der Neuroanatomie, der Physiologie und der Immunologie enger mit der Klinischen Forschung und der Forschung über fasziale Mechanismen verbunden und koordiniert würden. Denn ich bin mir sicher, dass im Verständnis der faszialen Funktion zahlreiche, heute noch unverstandene Erkrankungen mit ihren Symptomen und Lokalisationen erklärt werden und dann besser behandelt werden könnten.

Vielleicht ist dieses Buch auch eine kleine Anregung für Universitäten und Lehrstühle, »die Faszien« als Organ anzuerkennen, dieses Fasziale Organ in den Fokus ihrer Forschung aufzunehmen und die resultierenden Erkenntnisse samt der Behandlungsmöglichkeiten faszialer Störungen bereits im Medizinstudium zu unterrichten.

Denn ich kann es nicht oft genug betonen: Erst ein fasziales Verständnis macht Medizin ganzheitlich.

Anhang

Literaturverzeichnis (alphabetisch)

Bischoff, Hans-Peter; Moll, Horst; Wagner, Florian: »Lehrbuch der Manuellen Medizin«, Spitta GmbH, 8. Auflage, 2023, ISBN 978-3-910397-09-5

Craig, A. D.: »How Do You Feel? An Interoceptive Moment with Your Neurobiological Self«, University Press, 2020, ISBN 978-0-691-20408-6

Donnelly, Joseph M.: »Travell, Simons & Simons Myofascial Pain and Dysfunction. The Trigger Point manual«, Lippincott Williams & Wilki, 3. Auflage, 2018, ISBN 978-0-7817-5560-3

Eichinger, Rolf; Klink, Kerstin: »Fasziale Schmerzen und Funktionsstörungen. Diagnostik und Therapie«, Springer, 2. Auflage, 2023, ISBN 978-3-662-67432-1

Kuhn, Thomas S.: »Die Struktur wissenschaftlicher Revolutionen«, Suhrkamp, 26. Auflage, 2001, ISBN 978-3-518-27625-9

Proust, Marcel: »Auf der Suche nach der verlorenen Zeit«, Frankfurter Ausgabe, 3 Bände, Suhrkamp, 4. Auflage, 2017, ISBN 978-3-518-46830-2

Sherrington, Charles Scott; Foster, M.: »A Textbook of Physiology«, Legare Street Press, Neuauflage, 2023, ISBN 978-1-02-145251-1

Quellen

1 https://oparu.uni-ulm.de/xmlui/123456789/1644
2 https://www.chiropraktik-lehrke.de/leitbild-der-chiropraktik/
3 https://oparu.uni-ulm.de/xmlui/handle/123456789/1644?show=full
4 https://oparu.uni-ulm.de/xmlui/handle/123456789/1644
5 Reliability of readings of magnetic resonance imaging features of lumbar spinal stenosis – Northwestern Scholars
6 Spektrum der Wissenschaft 1/2023
7 Touch in the consultation – PMC (nih.gov)
8 Münchner Medizinische Wochenschrift, 6/2019
9 https://www.springermedizin.de/psychotherapeuten-und-ihre-psychischen-probleme/8286318 Kirsten von Sydow: Psychotherapeuten und ihre psychischen Probleme. Forschungsstand zu einem Klischee

Glossar (alphabetisch)

Arteriosklerose: Gefäßerkrankung, bei der sich die Arterien durch krankhafte Ablagerungen verengen und verhärten.

Benigne paroxysmale Lagerungsschwindel (BPLS): ein anfallsartiger Drehschwindel, der wiederholt beim Einnehmen einer bestimmten Position des Kopfes entsteht. Er hält einige Sekunden lang an und ist oft von starker Übelkeit und Erbrechen begleitet.

Golgi-Sehnenorgan und Muskelspindel: messen die Zugkräfte an Sehnen oder Muskeln.

Grind: Borke, der krustige Wundbelag aus Blut und Gerinnungsmolekülen.

Harnleiterschiene: ein Plastikstreifen, der in den Gang zwischen Niere und Blase geschoben wird, um den Urinabfluss um einen Harnstein, der diesen Gang verlegt hat, zu ermöglichen.

Homöostase: Gleichgewicht der physiologischen Körperfunktionen; Stabilität des Verhältnisses von Blutdruck, Körpertemperatur, pH-Wert des Blutes.

Hypercholesterinämie: zu viel LDL-Cholesterin im Blut, was zu Arteriosklerose führt.

Kniebinnentrauma: Verletzung einer Struktur im Kniegelenk, wie beispielsweise der Menisci, der Kreuzbänder oder der Knorpelflächen.

Labyrinthausfall: Versagen der Funktion des Labyrinthorgans, welches durch die Messung von Beschleunigungen im Raum unser Gleichgewicht ermöglicht.

Moxa: Methode der chinesischen Medizin, bei der Akupunkturpunkte erwärmt werden.

NMR: Die Kernspinresonanzspektroskopie (NMR, von englisch nuclear megnetic resonance) ist eine spektroskopische Untersuchungsmethode.

Nosode: ein Homöopathikum, welches aus dem Agens einer Erkrankung hergestellt wird. Beispielsweise wird aus dem Material eines wurzelentzündeten Zahns durch Verdünnung mit Alkohol ein Homöopathikum gemacht.

Parietal: zur Körperwand gelegen.

Subluxiert: Knochen mit einer Fehlstellung, ohne ausgerenkt zu sein.

Viszeral: zum Organ gelegen.